Prof. Dr. med. Bernd Fischer
Dr. med. Christiane Fischer

So wird man hundert

Das Buch

Unsere Lebenserwartung steigt kontinuierlich – wie kann es uns gelingen, bis ins hohe Alter selbstbestimmt und geistig und körperlich fit zu leben? Anregungen und Tipps, einfache Tests und praktische Lebensregeln, Checklisten und leicht durchzuführende Übungen zeigen uns den Weg. Auch in kulturellen und religiösen Bereichen.

Das Alter ist ein neuer, erfüllter Lebensabschnitt, und wir können uns darauf vorbereiten. Ein hervorragendes Trainingsprogramm mit großem praktischem Nutzen.

Die Autoren

Prof. Dr. med. Bernd Fischer, geboren 1939, Hirnforscher, Chefarzt a. D. der ersten deutschen Memoryklinik. Präsident des Verbandes der Gehirntrainer Deutschlands und der Memory-Liga. Begründer des Brainjoggings sowie Mitbegründer des Gehirnjoggings. Autor und Koautor von mehr als sechzig Büchern.

Dr. med. Christiane Fischer, geboren 1967, MPH (Master of Public Health), Geschäftsführerin der BUKO Pharma Kampagne. Mitbegründerin der Initiative unbestechlicher Ärztinnen und Ärzte „Mein Essen zahl ich selbst MEZIS e.V." Mitglied des Deutschen Ethikrates seit 2012.

Prof. Dr. med. Bernd Fischer
Dr. med. Christiane Fischer

So wird man hundert

Übungen für Körper und Seele

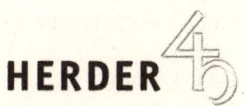

HERDER

FREIBURG · BASEL · WIEN

HERDER spektrum Band 6873

MIX
Papier aus verantwor-
tungsvollen Quellen
FSC
www.fsc.org   FSC® C083411

Titel der Originalausgabe: So wird man hundert
© Kreuz Verlag in der Verlag Herder GmbH, Freiburg im Breisgau 2013
ISBN 978-3-451-61204-6

© Verlag Herder GmbH, Freiburg im Breisgau 2016
Umschlaggestaltung: Verlag Herder
Umschlagmotiv: © cityanimal – Fotolia

Satz: de·te·pe, Aalen
Herstellung: CPI books GmbH, Leck

Printed in Germany

ISBN 978-3-451-06873-7

Inhalt

Vorwort

Bücher über erfolgreiches Altern gibt es wie Sand am Meer. Sie sind dick, teuer und sicher sehr informativ. Aber die Informationsüberflutung verwirrt uns häufig und macht uns handlungsunfähig, indem sie uns lähmt: So sind die Zehn Gebote der Bibel mit 279 Wörtern kurz, prägnant und gut lesbar. Die amerikanische Unabhängigkeitserklärung hat 1320 Wörter. Einige dürften sie noch gelesen haben. Doch das deutsche Gesundheitsmodernisierungsgesetz von 2004 hat über 100 000 Wörter, eine Informationsflut, die Menschen überfordert, weil sie die Information nicht mehr wahrnehmen können.

Dieses Buch bietet Ihnen dagegen einen Überblick, wie Sie als kluger, humorvoller und vorausschauender Mensch, als »geistiges Schlitzohr«, Ihre Vitalität erhalten oder zurückerlangen können. Es zeigt Ihnen in zehn einfachen »Rezeptblöcken«, wie Sie ein langes, selbstbestimmtes Leben führen können. Zu jeder Regel finden Sie viele praktische Übungen. Wählen Sie einfach aus jedem »Rezeptblock« eine Übung aus, die Sie jeden Tag einmal wie beschrieben ausführen.

Alle Übungen sind Möglichkeiten. Um sich ein effektives Training zusammenzustellen, müssen Sie also nicht alle Übungen absolvieren, sondern aus dem Angebot die Übungen auswählen, die Ihnen am besten liegen. Beginnen Sie am besten mit den Bereichen, in denen Sie den größten Übungsbedarf haben. Mithilfe einfacher Tests (die Sie am Ende des Buches finden) können Sie leicht selbst feststellen, welche Bereiche das sind. Überfordern Sie sich nicht! Probieren Sie jeden Tag eine neue Übung aus und machen danach die Übungen, die Sie in den Tagen zuvor gelernt haben. Beginnen Sie mit fünf Minuten am Tag und steigern Sie ganz allmählich die Übungszeit auf maximal zehn Minuten. Mit der Zeit sehen Sie selbst, welche Regeln für Sie am wichtigsten sind. Behalten Sie aus drei für Sie persönlich wichtigen Regeln je eine Übung bei und führen Sie diese drei Übungen täglich durch. Steigern Sie Ihr persönliches Vitalitätstraining nach Lust und Laune.

Wir wünschen Ihnen dabei viel Erfolg und Spaß! Und wir geben Ihnen noch mehrere Motivationskicks mit auf den Weg: Mit zunehmendem Alter haben wir immer mehr das Gefühl, jünger zu sein, als es uns unser Geburtsdatum verkündet.

Diejenigen, die ihr Alter positiv wahrnehmen, haben im Durchschnitt eine um 7,5 Jahre höhere Lebenserwartung. Seien Sie also ein geistig fittes, vorausschauendes, humorvolles und gleichzeitig körperlich aktives »Schlitzohr« und freuen Sie sich auf Ihr Alter.

Das Vitalitätstraining, insbesondere das Gehirntraining, fördert als Nebeneffekt automatisch Ihre positive Selbstwahrnehmung. Dadurch entfaltet sich Ihre Persönlichkeit bis ins hohe Alter.

Wenn Sie als geistiges Schlitzohr, als schlauer Fuchs regelmäßig trainieren, sagt Ihr Spiegelbild zu Ihnen: »Hey, junger Spund, du hast dich klasse entwickelt.«

Die Fragen »Wie alt bin ich entsprechend meinem Geburtsdatum? Altere ich schnell im Vergleich zu Gleichaltrigen?« können Sie locker beiseitelegen.

Für Sie sind jetzt die Fragen wichtig: »Was kann ich? Wie fühle ich mich? Was mache ich in Zukunft? Wie kann ich anderen helfen?«

Einleitung
Alt zu werden ist heute die Regel

Seit etwa hundert Jahren werden wir immer älter, nicht nur in Deutschland und Europa, sondern auch in den Ländern des Südens wie Indien, das inzwischen immerhin auch eine durchschnittliche Lebenserwartung von 65 Jahren hat.

Die Steinzeitmenschen wurden im Durchschnitt etwa 20 Jahre alt, die alten RömerInnen und GriechInnen erreichten ein durchschnittliches Lebensalter von etwa 25 Jahren. Im Mittelalter und in der beginnenden Neuzeit stieg das durchschnittliche Lebensalter auf etwa 37 Jahre an. Altwerden war in dieser Zeit eine Ausnahme. Die Ausdrücke, die mit dem Wort »alt« zusammenhingen, waren mit Bedeutungen wie »würdevoll«, »ehrwürdig« gekoppelt. So ist es nicht verwunderlich, dass der Rektor der Universität Königsberg in seiner Festrede anlässlich des 50. Geburtstags des Philosophen Immanuel Kant ihn mit den Worten »Hochverehrter Greis« titulierte. Heutzutage würde diese Bezeichnung anlässlich einer Geburtstagsrede zum 50. Geburtstag bei Frauen und Männern Überraschung, Heiterkeit und vielleicht auch Verärgerung hervorrufen.

Von 1870 bis 1900 stieg die Lebenserwartung von etwa 37 auf etwa 47 Jahre an. 1880 kamen auf einen über 75-Jährigen in Deutschland 79 jüngere Menschen. 2001 waren es 12,4 Personen, 2040 werden es schätzungsweise 6,2 Personen sein. Bis heute ist die durchschnittliche Lebensspanne auf 82 Jahre bei Frauen und auf etwa 77 Jahre bei Männern mit zunehmender Tendenz angestiegen.

Die Lebenserwartung im 20. Jahrhundert zeigte folgende Veränderungen: Alle zehn Jahre stieg die Lebenserwartung für Frauen um 3,25 Jahre und für Männer um 3,0 Jahre an.

Im Jahr 2050 wird die Lebenserwartung von Frauen in Deutschland voraussichtlich etwa 93 Jahre betragen, von Männern etwa 87 Jahre, im Jahr 2060 für Frauen sogar etwa 100 Jahre. »Jedes zweite Mädchen, das wir heute auf den Straßen sehen, hat eine Lebenserwartung von 100 Jahren, jeder zweite Junge wird aller Voraussicht nach 95.«

Ein Grund für diese dramatische Verbesserung in Europa und Nordamerika war auch, dass die Herren Salk und Sabin den Impfstoff gegen die Kinderlähmung erfanden und nicht patentierten, da sie sagten, der Impfstoff gehöre der Menschheit. Würden heute Aids-Medikamente nicht patentiert, wäre die Lebenserwartung auch in Ländern der Subsahara-Zone wie Simbabwe oder Swasiland nicht durch die Aids-Krise um 20 Jahre gesunken, sondern diese Menschen würden sich wie wir eines längeren Lebens erfreuen, das sie vital erleben könnten.

Urgroßmutter zu werden ist heute bereits normal

Eine Urgroßmutter oder ein Urgroßvater sind heute nichts Ungewöhnliches mehr. Heutzutage werden viele Mütter von Töchtern, die bereits in Rente sind, versorgt und gepflegt. Es wird angenommen, dass im Jahr 2050 in Deutschland etwa ein Drittel der Bevölkerung über 60 Jahre alt sein wird, anstatt jetzt 16 Millionen werden dann 24 Millionen Menschen 65 Jahre und älter sein. Und es werden über 40 Prozent der 65-Jährigen und Älteren mindestens 80 Jahre alt sein. 60-Jährige gelten damit nicht mehr als Alte, allenfalls noch als »junge« Alte, Vitalität ist für sie entscheidend. Der zurzeit am schnellsten wachsende Anteil unserer Bevölkerung ist die Gruppe der Hochbetagten, d. h. Personen über 85 Jahre. Ein hohes Alter wird damit zum Regelfall – für Sie, für mich, für fast alle von uns.

Demografische Veränderungen

Die deutsche Bevölkerung wird bis zum Jahre 2050 von heute 82,5 Millionen auf 69 bis 74 Millionen Menschen schrumpfen, das sind 200 000 Menschen weniger pro Jahr. Ohne Zuwanderung wären es 2050 sogar 23 Millionen Menschen weniger als heute, die in Deutschland leben. Es werden doppelt so viele 60-Jährige leben, wie Kinder geboren werden. Doch während die Zahl der Jugendlichen dramatisch nach unten geht, nimmt die Zahl der Älteren gleichzeitig sehr deutlich zu: Statt 17,7 wird es weniger als 10 Millionen Jugendliche im Jahre 2050 geben, dafür verdreifacht sich aber die Zahl der 80-Jährigen in Deutschland von vier auf zehn Millionen Menschen; und wir werden bis 2067 zehnmal so viele über 100-Jährige haben, nämlich ca. 115 000. Die geburtenstärkste Gruppe werden die 66-Jährigen sein. Auf 100 Personen zwischen 20 und 65 Jahren kommen statt jetzt 33 Menschen unter 20 Lebensjahren 2050 nur noch 29.

Selbstständigkeit und Unabhängigkeit

Durch unsere hohe Lebenserwartung gewinnt die Bewahrung der Selbstständigkeit, der Selbstversorgung und Erhöhung der Lebensqualität im Alter eine immer größere Rolle. Um es noch einmal zu verdeutlichen: Es wird weniger Menschen in Deutschland geben, und die Relation verschiebt sich. Immer mehr ältere Menschen im Rentenalter werden im Verhältnis immer weniger jungen Menschen unter 20 Jahren gegenüberstehen. Dies führt zu einer Umkehrung der Bevölkerungspyramide. Es wird daher in naher Zukunft immer schwieriger werden, ausreichende PflegerInnen zu finden. Doch wäre eine Pflegegesellschaft überhaupt wünschenswert? Wohl eher nicht. Um diese alternde Gesellschaft produktiv und fröhlich zu erhalten, müssen sich alle aktiv beteiligen. Die Vorbereitung auf das Alter und damit die Erhaltung der Selbstständigkeit werden für uns alle zunehmend wichtiger. Denn wie die Weltgesundheitsorganisation bereits 1978 in Almaty feststellte: *Gesundheit für alle* ist möglich, wenn alle ihren Teil dazu einbringen.

Folgende Überlegungen spielen dabei eine große Rolle:

- Kann ich mir mein Altern vorstellen?
- Wie erlebe ich das Altern? Selbstständig und unabhängig?
- Wie bereite ich mich auf das Altern vor?
- Was kann ich noch? Was mache ich noch?
- Wie reagiere ich auf biologische, psychische, soziale und geistige Veränderungen im Laufe des Lebens? Ist mir bewusst, dass ein enger Zusammenhang zwischen regelmäßiger körperlicher Aktivität und einem erfolgreichen Altern besteht? Ist mir bekannt, dass bei 52- bis 82-jährigen Personen, bei denen das Gedächtnis, die räumliche Orientierung und das Sprachvermögen keine Abfälle zeigten, die Nervenzellen in der Hirnrinde nicht abnahmen? Ist mir bekannt, dass sogar 80-jährige Personen, die einen Sinn in ihrem Leben sehen und Pläne für die Zukunft schmieden, in den nächsten sieben Jahren ihr Risiko um das 2,4-Fache vermindern, eine Alzheimer-Demenz zu entwickeln?

- Wie kann ich Resignation mit zunehmendem Alter vermeiden?
- Ist mir bekannt, dass eine erfolgreiche Stressbewältigung eine gute Vorbeugung gegen Depression und Demenz im Alter darstellt? Der erfolgreich alternde Mensch weist eine emotionale Ausgeglichenheit und eine Widerstandsfähigkeit gegen krankmachenden Stress auf.
- Wie kann ich mit einfachen Hilfsmitteln dafür sorgen, meine Unabhängigkeit weiter aufrechtzuerhalten?
- Wie bewahre ich meine Vitalität, meine funktionale Fitness im körperlichen, sozialen und geistigen Bereich?
- Wie muss ich mich verhalten, um körperlich und geistig lebenslang rege zu bleiben?
- Wie kann ich weiter selbstverantwortlich, selbstbestimmt, selbstgestalterisch und sinnvoll tätig sein?
- Gehe ich sinnvoll mit meiner mir noch gegebenen Lebenszeit um? Weiß ich um und akzeptiere ich die zeitliche Begrenztheit meines Daseins? Weiß ich um die Tatsache, dass der allerletzte Lebensabschnitt vor dem Tode von mir nicht beeinflusst, sondern nur dankbar angenommen werden kann?
- Gehe ich regelmäßig zu Vorsorgeuntersuchungen?
- Bewege ich mich ausreichend?
- Esse und trinke ich gesundheitsbewusst?
- Ist meine Wohnung seniorengerecht eingerichtet?
- Welches Ehrenamt habe ich oder will ich in Zukunft haben?
- Wie kann ich neue Bekanntschaften und Freundschaften knüpfen?
- Welche Lebensziele, welche Aufgaben habe ich?
- Wie und wo möchte ich im Alter leben?
- Welche sinnvollen Aufgaben möchte ich erfüllen?
- Wie kann ich diese Aufgaben selbstständig managen?

Eines ist dabei sicher: Auch wenn vieles im Laufe des Lebens sich verändert und abnimmt, dürfen wir nicht resignieren. In jeder Lebensphase sollten wir aktiv die vorhandenen Möglichkeiten nutzen und ausschöpfen. Und im Alter bieten sich wahrlich genug Möglichkeiten. Sie müssen sie nur nutzen. Mithilfe dieses Buches können Sie dies. Fragen Sie Ihren Arzt oder Ihre Ärztin, ob Sie die Übungen durchführen können. Geben Sie Ihr Geld nicht für Vitamine und Tabletten aus, die Ihnen angepriesen werden, sondern nehmen Sie Ihr Leben in die Hand. So können Sie selbst mithilfe der allgemeinen und zehn speziellen Rezepte Ihr langes und zufriedenes Leben selbstständig managen.

Allgemeine Regeln
für das Älterwerden

Durch die Fortschritte in der Medizin, durch die Gesundheitsbildung und Hygienemaßnahmen erlangen heute sehr viele Menschen ein hohes und sogar sehr hohes Alter. Das ist eine frohe Botschaft. Aber es gibt auch die Kehrseite der Medaille: Dieser Fortschritt ist für viele von uns mit »Nebenwirkungen« verbunden, wie die zunehmende Anzahl an Pflegebedürftigen im Alter zeigt. Sie sind mit hohen finanziellen Belastungen verknüpft. Alterungsprozesse gehören zu unserem normalen Leben; wir können ihnen nicht ausweichen, wir können sie aber verzögern und ihre Auswirkungen verändern. Gerade im höheren Lebensalter finden wir zum Teil erhebliche Unterschiede in Bezug auf Vitalität, körperliche Beweglichkeit, geistige Leistungsfähigkeit, allgemeine Interessen oder soziale Aktivitäten. Es gibt sowohl junggebliebene als auch alte 60-Jährige. Wir nennen dies den Unterschied zwischen dem kalendarischen und dem biologischen Alter.

Die allgemeinen Rezepte für kompetentes Altern vermitteln Ihnen die Grundvoraussetzungen, damit Sie Ihr Leben aktiv, kreativ und freudvoll gestalten können. Sie gründen sich auf die Regeln, die von Herrn Prof. Dr. Andreas Kruse, dem Leiter des Institutes für Gerontologie an der Universität Heidelberg, im Auftrag der Bundesvereinigung für Gesundheit e. V., die vom Bundesministerium für Gesundheit gefördert wird, anlässlich des Weltgesundheitstages 1999 entwickelt worden sind.

Ergänzt werden sie durch die Leipziger Erklärung vom 10. Juni 2009 aus Anlass des 9. Seniorentages der Bundesarbeitsgemeinschaft der Senioren-Organisationen (BAGSO). Sie werden durch die von uns entwickelten zehn Erfolgsregeln fortgeführt, die Ihnen direkt anwendbare Übungen vermitteln.

I. Altwerden als eine lebenslange Aufgabe

1. Regel: Seien Sie in allen Lebensaltern körperlich, geistig und sozial aktiv!

Die Wirksamkeit körperlicher, geistiger und sozialer Aktivität ist nachgewiesen: Sie gewährleistet Unabhängigkeit und Selbstständigkeit in hohem Maße bis ins hohe Alter. Körperlich und geistig aktive Menschen leben um etwa dreieinhalb bis fünf Jahre länger. Umgekehrt ist bei körperlicher Inaktivität die Wahrscheinlichkeit, funktionelle Fähigkeiten zu verlieren, 1,5- bis 2-mal höher. Konkret: Die Sterblichkeitsrate ist bei alten Personen, die nicht wandern, immerhin doppelt so hoch wie bei gleichaltrigen Wanderern. Für alle gilt: *»Das Wandern ist des Müllers, der Lehrerin, des Schusters oder der Sekretärin Lust.«*

2. Regel: Leben Sie in allen Lebensaltern gesundheitsbewusst!

Seien Sie auch Ihren Kindern und Enkeln ein klein wenig Vorbild in Bezug auf körperliche und geistige Fitness! Und denken Sie mit 30, 40, 50 Jahren an die Zeit, wenn Sie 60, 70, 80, 90 Jahre alt sein werden.

Vier Lebensstilfaktoren sind für die Vorbeugung entscheidend:

- Nichtraucher
- Normalgewicht
- 3,5 Stunden oder mehr körperliche Aktivität pro Woche
- Gesunder Lebensstil mit ballaststoffreicher Ernährung

Führen Sie ab dem »zarten« Alter von 30 Jahren ein tägliches, regelmäßiges, kleines Trainingsprogramm für Körper und Geist durch nach dem Motto: »*Die kluge Frau, der kluge Mann baut vor!*«

3. Regel: Nutzen Sie Vorsorgemaßnahmen!

Vorsorgeuntersuchungen können helfen, selbstständig einen Überblick über unsere körperlichen Funktionen zu behalten. Auch hier gilt: Lassen Sie die Vorsorgemaßnahmen nicht zum Kontrollzwang ausarten. Sie sollen uns zu einem vitalen Leben verhelfen und es nicht einschränken. Messen Sie z. B. Ihren Blutdruck regelmäßig, aber nicht zehnmal täglich.

a. Allgemeine Maßnahmen:
  - Messen Sie regelmäßig Ihren Blutdruck oder lassen Sie ihn messen (an beiden Oberarmen).
  - Kontrollieren Sie jede Woche Ihr Gewicht. Messen Sie ihre Taille. Für Frauen ist der ideale Taillenumfang 80 cm (erhöhter Wert: ab 88 cm) und für Männer 90 cm (erhöhter Wert: ab 102 cm).
  - Kontrollieren Sie einmal pro Jahr Ihre Körpergröße.
  - Lassen Sie einmal pro Jahr Ihre Seh- und Hörfähigkeit überprüfen.

b. Lassen Sie einmal oder mehrmals folgende *Laborwerte* überprüfen:
  - Vitamin-B-12-Spiegel
  - Folsäurespiegel
  - Homocysteinspiegel
  - Kalium, Kalzium, Magnesium

- Ferritinspiegel (Eisengehalt), Blutbild, Blutsenkung, Bluteiweiß (Elektrophorese)
- Fette: Cholesterin (HDL, LDL), Triglyceride
- Zucker
- Vitamin-D-Spiegel
- Leberwerte, Nierenwerte, Schilddrüsenwerte

c. Achten Sie auf die Durchführung folgender *Impfungen*:
- Grippeschutzimpfung jährlich, wenn Sie über 65 sind
- FSME-Impfung (Zecken), wenn Sie in einem FSME-Gefahrengebiet leben oder dorthin reisen
- Tetanus-Impfung

Je älter Sie werden, desto wichtiger werden diese Impfungen, aber auch hier gilt: Beurteilen Sie selbst, wie wichtig diese Impfungen für Sie sind.

d. Lassen Sie folgende *Krebsvorsorgemaßnahmen* durchführen:
- Test auf Blut im Stuhl (Hämoccult-Test)
- Frauen: Untersuchung der Brust (bei Frauen über 68 Jahre regelmäßig Mammographie), der Gebärmutter, des Dickdarms, der Haut
- Männer: Untersuchung der Prostata (Abtastung, zusätzlich jährlich PSA-Wert), des Dickdarms (evtl. Dickdarmspiegelung alle drei bis fünf Jahre, je nach Befund), der Haut

Beurteilen Sie selbst, wie wichtig diese Vorsorgemaßnahmen für Sie sind, sie sollen Ihnen helfen, vital zu leben, und Sie nicht in Angst versetzen.

4. Regel: Es ist nie zu spät, den eigenen Lebensstil positiv zu verändern!

Diese Veränderungen machen sich durch Bewegungstraining sehr deutlich bemerkbar:

■ Der Kraftzuwachs beträgt beim Krafttraining, auch bei sehr alten Menschen, etwa 120 Prozent in zehn Wochen!

■ Die Anzahl der Stürze vermindert sich um 40 Prozent auch bei sehr gebrechlichen alten Menschen.

■ Die Gruppenkontakte intensivieren sich.

■ Die Lebensfreude nimmt messbar zu.

■ Die Lebensqualität steigt an.

■ Diese Fähigkeiten bleiben über zwölf Monate konstant.

Sogar im Pflegeheim können körperliche Übungen Positives bewirken. Das Training der Koordination und der Balance findet täglich 15 Minuten spielerisch im Stand und in der Fortbewegung statt. Täglich werden 60 Minuten Krafttraining mit zunehmender Belastung (Hanteln und Manschetten) durchgeführt. Es zeigte sich, dass die Zeit, um fünfmal vom Stuhl aufzustehen und sich wieder hinzusetzen, sich nach vier Monaten Training von 25 Sekunden auf 17 Sekunden verkürzte.

5. Regel: Bereiten Sie sich auf Ihr Alter vor!

In der Kindheit ist eine soziale Anbindung an die Großeltern sehr wertvoll. Die Großeltern haben damit eine doppelte Aufgabe. Sie sollen sich selbst auf Ihr Alter vorbereiten. Weiterhin sollen sie ihre Nachkommen auf deren Alter vorbereiten. Wenn das gelingt, haben Großeltern eine sinnerfüllte

Aufgabe, die zu einem aktiven Leben in der dritten Lebensphase beiträgt. Es hat sich gezeigt: Je früher und enger ein Kind Kontakt zu seinen Großeltern bekommt, desto positiver wird die Einstellung zum eigenen höheren Lebensalter.

In einem amerikanischen Seniorenheim fand folgende Untersuchung statt: Die Bewohner und Bewohnerinnen wurden nach ihrer Erfahrung in ihrer Kindheit mit den eigenen Großeltern befragt. Dabei zeigte sich, dass die Gruppe, die sehr früh und intensiv mit den Großeltern zusammengelebt hatte, in ihrer positiven Einstellung zum eigenen höheren Lebensalter insgesamt deutlich besser abschnitt. Unabhängig davon wurden die Teilnehmer und Teilnehmerinnen von Pflegerinnen und Pflegern beurteilt, die diese Zusammenhänge nicht kannten. Diejenigen, die frühzeitig durch den Kontakt mit den Großeltern die Gegebenheiten des höheren Lebensalters erfahren hatten, wurden vom Pflegepersonal als munterer eingestuft und galten insgesamt auch als aktiver und unabhängiger.

Diskutieren Sie die sog. Leipziger Erklärung (2009) mit Freunden und Freundinnen:

»Im Bewusstsein, selbst Glied in einer Generationsabfolge zu sein, sehen sich die Älteren auch in der Verantwortung für nachfolgende Generationen. Sie sind bereit für ein neues gesellschaftliches Bündnis von Alt und Jung, das weit über den bisherigen Generationenvertrag hinausreicht: Alle politischen, wirtschaftlichen und individuellen Entscheidungen sind darauf zu überprüfen, ob sie geeignet sind, ohne die Zukunftschancen künftiger Generationen zu verschlechtern. Körperliche und geistige Aktivität ist ebenso wie gesunde Ernährung Grundvoraussetzung für ein langes, selbstbestimmtes Leben.«

Eine kleine Übung

Stellen Sie sich im Alter von 50, 60, 70, 80, 90, 100 Jahren vor:

1. Stellen Sie sich vor, was Sie in diesem Lebensalter als tägliches Übungsprogramm im biologischen, psychischen, sozialen und geistig-mentalen Bereich durchführen wollen.

2. Stellen Sie sich vor, welche Veränderungen Sie in Ihrer Wohnung durchführen werden, um unabhängig zu bleiben.

3. Stellen Sie sich einen Tagesablauf in den jeweiligen Lebensaltern vor.

4. Stellen Sie sich die Gruppen vor, in denen Sie in den jeweiligen Lebensaltern aktiv sein wollen.

5. Stellen Sie sich vor, wo und wie Sie leben wollen.

II. Aktives und selbstverantwortliches Leben im Alter

6. Regel: Nutzen Sie die freie Zeit, um Neues zu lernen!

Lernen Sie, mit dem Computer umzugehen, schreiben Sie E-Mails, surfen Sie im Internet, lernen Sie, ein kleines Essay zu schreiben, lernen Sie Tischtennis ...

Bitte schreiben Sie, bevor Sie weiterlesen, zwei Dinge auf, die Sie in Zukunft lernen werden.

7. Regel: Bleiben Sie im Alter offen für positive Ereignisse und neue Erfahrungen!

Gehen Sie in eine neue Gruppe, gründen Sie einen Club oder gehen Sie auf Reisen; machen Sie etwas, was Sie schon Ihr ganzes Leben lang machen wollten.

Allgemein besteht ein enger Zusammenhang zwischen optimistischer Lebenseinstellung und Gesundheit.

Beispielsweise zeigt sich: Je besser die optimistische Lebenseinstellung ist, desto geringer ist das Risiko für das Auftreten eines Schlaganfalls!

Weiterhin haben Sie die Chance, neue befriedigende Verantwortungsrollen zu übernehmen. Hierzu gehört natürlich »die Bereitschaft, Kenntnisse und Fähigkeiten regelmäßig zu aktualisieren und zu erweitern« (Leipziger Erklärung 2009).

8. Regel: Begreifen Sie das Alter als Chance!

Jetzt können Sie sich und anderen etwas Gutes tun, denn endlich sind Sie als Rentnerin oder Rentner unabhängig! Jetzt haben Sie Zeit, Ihre in Ihnen schlummernden Fähigkeiten zu entfalten und täglich neu zu genießen. Vielleicht sind Sie Gartenliebhaber, eine Tierliebhaberin, ein Mensch, der gerne redet, schreibt, musiziert ... Vielleicht können Sie sich mit den Zielen und Aktivitäten von einem oder zwei Vereinen identifizieren oder Sie schließen sich in Eigeninitiative mit Freunden und Freundinnen zusammen, um gemeinsam Ihre Talente zum Blühen zu bringen.

Ein selbstbestimmtes Leben gelingt am besten, wenn es in eine Gemeinschaft eingebunden ist. »Viele ältere Menschen ergreifen selbst die Initiative, um sich selbst und anderen ein selbstständiges Wohnen und Leben zu ermöglichen. Die Kommunen müssen diese Bemühungen verstärkt unterstützen. Die betrifft zunächst die barrierefreie Gestaltung von Wohnen und Wohnumfeld. Maßnahmen der Wohnanpassung bieten auch die Gelegenheit, die Energieeffizienz der Gebäude zu verbessern.« (Leipziger Erklärung 2009)

Und jetzt kommt noch eine ultra-mega-super-gute Nachricht! Personen, die einen Sinn in ihrem Leben sehen, vermindern ihr Risiko, eine Alzheimer'sche Erkrankung zu erleiden, um das ca. 2,4-fache. Weiterhin ist das Risiko für eine leichtere Störung der geistigen Leistungsfähigkeit um ca. 30 Prozent vermindert.

Ein Erhalt der geistigen Fitness im Alter hängt weiterhin eng mit einer hohen Widerstandsfähigkeit gegen Angst, Depression und Stress zusammen, vor allem, wenn man klare, lebensdienliche Werte und Lebensziele hat.

9. Regel: Pflegen Sie auch im Alter Kontakte!

Versuchen Sie, mit mindestens zehn Personen Kontakt zu halten. Trainieren Sie, neue Bekanntschaften und Freundschaften zu schließen. Machen Sie etwas Verrücktes! Vielleicht möchten Sie in eine Wohngemeinschaft ziehen oder mit Freunden und Freundinnen nach Australien reisen. *Geht nicht – gibt's nicht…*

10. Regel: Geben Sie der Zärtlichkeit eine Chance!

Schenken Sie Ihrer Partnerin eine Rose. Streicheln Sie Ihren Partner bzw. Ihre Partnerin, auch wenn er/sie anfangs überrascht aufschaut.

Dies ist offensichtlich auch für das Überleben wichtig. Nach Herzoperationen sind die Überlebenschancen für verheiratete Frauen und Männer ca. 3,3-mal so hoch wie für Alleinstehende (Singles, geschiedene Partner, getrennt lebende Partner).

11. Regel: Trauen Sie Ihrem Körper etwas zu!

Gehen Sie regelmäßig spazieren. Gehen Sie in einen Sportverein. Machen Sie regelmäßig Morgengymnastik. Klettern Sie auf einen Berg!

III. Alter ist keine Krankheit – Selbstständigkeit erhalten und wiedererlangen

12. Regel: Gesundheit ist keine Frage des Alters!

Gesund sein erhöht die Lebensfreude und die Fähigkeit, für andere etwas Gutes zu tun, bis in die höchsten Altersbereiche.

13. Regel: Nehmen Sie Krankheiten nicht einfach hin!

Machen Sie etwas gegen Krankheiten, die Sie belasten, sodass Sie gut damit zurechtkommen.

14. Regel: Suchen Sie nach guter Hilfe und Pflege!

Leben Sie nach dem Wahlspruch: »*So viel Hilfe und Pflege wie nötig, so wenig wie möglich.*« Suchen Sie sich vertrauenswürdige Personen aus. Wechseln Sie sie, wenn Sie das Gefühl haben, nicht mit ihnen zurechtzukommen.

15. Regel: Haben Sie Mut zur Selbstständigkeit!

Versuchen Sie mit allen Ihnen zur Verfügung stehenden Möglichkeiten, Ihre Selbstständigkeit wiederherzustellen, zu bewahren und auszubauen.

Die zehn speziellen Vitalitäts-Regeln

Jeden Tag ein klein wenig Training

Ein hundertjähriges Schlitzohr wurde einmal gefragt, was das Geheimnis seines langen Lebens sei. »Es ist ganz einfach«, antwortete er: »Ich stehe jeden Tag um 7.30 Uhr auf. Ich richte mir jeden Tag das Frühstück. Ich lese jeden Tag die Zeitung. Ich arbeite jeden Tag in meinem Garten. Ich gehe jeden Tag mit dem Zwergpinscher meines Nachbarn ›Gassi‹. Ich gehe jeden Tag zu meinem Urenkel. Ich unterhalte mich jeden Tag mit meinen Nachbarn. Ich schreibe jeden Tag einen kleinen Brief oder eine Postkarte. Ich lade alle acht Tage Freunde und Freundinnen zum Kaffeetrinken ein. Und ich unterhalte mich jeden Tag ein wenig mit meinem Herrgott.«

Ein klein wenig tägliches regelmäßiges Training im geistigen, im seelischen und im körperlichen Bereich ist lebensverlängernd. Bereits im antiken Griechenland und Rom war diese Lebensweisheit bekannt: »Ein gesunder Geist wohnt in einem gesunden Körper.« In unserer heutigen Zeit ergänzen wir diese Erfahrungen mit folgendem Hinweis: Es genügt schon ein kleines, aber regelmäßiges Training, um dieses Ziel zu erreichen. Höchstleistung ist hierbei weder gefragt noch notwendig. Da das Ziel »ein gesunder Geist in einem gesunden Körper« durch die Methode »ein klein wenig tägliches regelmäßiges Vitalitätstraining im geistigen, im seelischen und im körperlichen Bereich« erreicht wird, sagen wir statt

»ein klein wenig Training« auch »Minimumtraining« dazu. Da das Training in verschiedenen Bereichen stattfindet, nennen wir es auch »Minimumfaktorentraining«.

Dieses Training ist äußerst sinnvoll im Hinblick auf die Erhaltung der Lebensqualität und Selbstversorgung im höheren Lebensalter. Da die allgemeine Lebenserwartung stark angestiegen ist, gewinnt ein solches Training für alle Personen ab etwa 40 Jahren eine hohe Bedeutung. Je älter ein Mensch wird, desto mehr muss er auf Funktionseinbußen achten. Sie bedrohen in erster Linie unsere Selbstständigkeit und Selbstversorgung im Alter.

Vitalitätstraining bedeutet, dass eine gewisse »kritische« Grenze, z. B. fünf Kilogramm anheben, 400 Meter laufen, täglich die Tageszeitung lesen, nicht unterschritten werden darf. Den Anfang einer Funktionseinschränkung kann man oft noch gut ausgleichen. Eine erhebliche Funktionseinschränkung, die sich einer untersten Grenze nähert, bedroht einen Menschen mit dem Verlust der Selbstständigkeit und Lebensqualität. Dabei geht es dann nicht mehr quantitativ um ein Mehr oder Weniger, sondern qualitativ um Können oder Nichtkönnen. Das Absinken aller Funktionen bzw. Tätigkeiten in die Nähe dieser kritischen Grenze gilt es durch ein entsprechendes Training zu vermeiden. Es soll gewissermaßen ein »Sicherheitsabstand« zu dieser Grenze aufgebaut werden. Dieses Training muss, wenn auch nur mit einem kurzen Zeitaufwand, tagtäglich durchgeführt werden. Es muss, wie z. B. das Zähneputzen, zu einem täglichen Ritual werden. Es ist sinnvoller, z. B. täglich fünf Minuten als einmal in 14 Tagen zwei Stunden zu trainieren. Wenn das Übungsprogramm ein Ritual geworden ist, überlegen wir nicht mehr lange, ob wir üben oder nicht üben sollen. Wir machen es einfach. Oder überlegen Sie vor dem Zähneputzen oder Haarekämmen, ob Sie diese Tätigkeit ausführen oder nicht? Wandeln Sie sich vom »Gesundheitsüberleger« zur »Gesundheitsmacherin«. Oder anders formuliert: Wandeln wir uns alle vom Lebensverbraucher (in Bezug auf die Lebensjahre) zur Lebensgestalterin.

Daraus ergibt sich ein neuer Ansatz im vorbeugenden Denken: Bisher stand eher die Prävention (Vorbeugung) von Erkrankungen im Vordergrund, also Einschränkung und Bekämpfung von Risikofaktoren wie Rauchen, Übergewicht, hohe Blutfette, zu viel Alkohol, Fehlernährung, Bewegungsmangel. Diese Vorbeugungsmaßnahmen sind sehr sinnvoll und werden auch in Zukunft ihre hohe Bedeutung behalten. Die Prävention darf sich aber nicht alleine darauf beschränken. Zusätzlich sollte sie auch eine Vorbeugung von Funktionseinbußen und Verbesserung der Minderung von Fähigkeiten einschließen.

Folgende Erkenntnis sollte Mut machen, mit dem Vitalitätstraining sofort zu beginnen.

Drei Faktoren bringen einen Zugewinn von 14 Lebensjahren:

1a. Tägliche Bewegung, um herz-kreislauf-mäßig fit zu bleiben
1b. Gute, nachweisbare Fitness im Herz-Kreislauf-Bereich
2. NichtraucherIn
3. BMI (sog. Body-Mass-Index) unter 25, normaler Bauchumfang

Wenn nur bereits eines der drei Merkmale zutrifft, erniedrigt sich das Risiko, eine Herz-Kreislauf-Erkrankung zu erleiden, um etwa ein Drittel.

Wenn alle Merkmale erfüllt werden, hat man innerhalb von 15 Jahren 60 Prozent weniger Herzerkrankungen, und das Risiko zu sterben erniedrigt sich in diesem Zeitraum um ca. 70 Prozent!

Aber: Wenn man übergewichtig ist, dann sollte man sich ein körperliches Training unbedingt »gönnen«!

In den nächsten zwölf Lebensjahren verringern Sie dadurch Ihr Sterberisiko immerhin um 30 bis 44 Prozent. Das hört sich doch gut an!

Die Grundlagen des Vitalitätstrainings

Wir »erleiden« eine Verstauchung an beiden Füßen und müssen für fünf Tage das Bett hüten. »Endlich einmal durchschlafen, ausruhen und neue Kraft tanken«, so denken wir. Nach fünf Tagen Bettruhe sind wir allerdings meistens »kraft- und saftlos«. Nur mühsam kommen wir wieder auf die Beine und in die Gänge. Alles fällt uns zunächst schwer.

Eine Maschine kann man getrost fünf Tage ruhig stellen. Man kann sie ölen und rostfrei vakuumverpacken. Sie würde noch nach zwei Jahren praktisch genauso wie am Tag vor der Verpackung »rund laufen«. Eine Maschine hält in der Regel umso länger, je weniger sie gebraucht wird. Ein Zuviel an Ruhe stellt aber für den Menschen einen Risikofaktor dar. Hier hat das Sprichwort recht: »*Wer rastet, der rostet.*« Gerade der Wechsel von Anforderung und Erholung hält unseren Organismus fit. Unsere gut funktionierenden Organe (Strukturen) ermöglichen unsere Funktionen. Beispielsweise bleibt unsere Muskulatur im Alter nur erhalten, wenn wir sie täglich ein wenig trainieren. Dies bedeutet, dass unsere Organe uns bestimmte Funktionen ermöglichen. Aber nur durch die Ausübung dieser Funktionen werden die Organe in ihrer Struktur optimal erhalten. Beim Menschen liegen eben die Verhältnisse, unter diesem Blickwinkel betrachtet, gerade umgekehrt wie bei einer Maschine.

Für den Menschen gilt: Die Funktionen des Körpers müssen ausgeübt und trainiert werden, sonst verkümmern sie und die dazu gehörenden Organe ebenfalls. Diese Zusammenhänge sind sehr bedeutsam: Wenn wir eine Funktion, wie Laufen, Denken oder Fühlen, lange Zeit nicht ausüben, so werden nicht nur die speziellen Fähigkeiten zurückgebildet, sondern auch das betreffende Organ, d.h., die Organsysteme werden an ihrer strukturellen Entfaltung gehindert. Wenn wir uns nicht bewegen, so verkümmert unsere Muskulatur, unsere Ausdauerleistung lässt nach und unsere Knochen entkalken. Doch wenn wir uns regelmäßig bewegen, so erhalten wir unsere Muskulatur, stabile Knochen und unsere Fähigkeit, z. B. eine ausgedehnte Wanderung zu machen.

Genauso müssen die Funktionen des Geistes trainiert werden: Wenn wir uns keinen neuen Aufgaben, keinen neuen Herausforderungen stellen und deshalb unser Gehirn nicht gebrauchen, so vermindert sich die Anzahl der Verschaltungen zwischen den Nervenzellen im Gehirn. Wenn wir uns tagtäglich jedoch geistig nur ein klein wenig fordern, bleiben wir geistig fit. Die Beispiele ließen sich vielfältig fortsetzen.

Folgende Erkenntnis können wir aus den Beispielen gewinnen: Unsere Organe ermöglichen es uns, bestimmte Fähigkeiten (»Funktionen«) auszuüben, aber durch deren Ausübung bzw. durch Training werden auch die Organe erhalten. Deshalb müssen wir unsere Fähigkeiten, wie Gehen, Denken, Sehen, Hören, Riechen, Gleichgewichtsregulierung, zeitlebens aktivieren und trainieren. Nur durch ein regelmäßiges Benutzen und Trainieren werden unsere körperlichen Fähigkeiten intakt erhalten. Diese Zusammenhänge werden umso wichtiger, je älter wir werden.

Wählen Sie einfach aus jeder Regel eine Übung aus, die Sie jeden Tag einmal wie beschrieben ausführen. Alle Übungen sind Möglichkeiten. Um sich ein effektives Training zusammenzustellen, müssen Sie also nicht alle Übungen absolvieren, sondern Sie wählen aus dem Angebot die Übungen aus, die Ihnen am besten liegen. Beginnen Sie am besten mit den Bereichen, in denen Sie den größten Übungsbedarf haben. Mithilfe von einfachen Tests können Sie leicht feststellen, welche Bereiche das sind.

Überfordern Sie sich nicht! Probieren Sie jeden Tag eine

neue Übung aus und machen danach die Übungen, die Sie in den Tagen zuvor gelernt haben. Beginnen Sie mit fünf Minuten am Tag und steigern Sie ganz allmählich die Übungszeit auf maximal zehn Minuten. Mit der Zeit sehen Sie selbst, welche Regeln für Sie am wichtigsten sind. Behalten Sie aus drei für Sie persönlich wichtigen Regeln je eine Übung bei und führen Sie diese drei Übungen täglich durch. Steigern Sie Ihr persönliches Vitalitäts-Training nach Lust und Laune. Wichtig ist, es soll Spaß machen!

Einige ausgewählte Übungen

Damit Sie einen ersten Eindruck gewinnen können, um welche Übungen es sich handelt, finden Sie hier die zehn Vitalitäts-Regeln im Überblick mit einigen ausgewählten Übungen:

1. Training der biologischen Vitalität

Ausdauer
- Gehen Sie täglich eine Stunde in zügigem Tempo etwa fünf Kilometer spazieren. Wandern ist für die körperliche Fitness ausreichend. Die Sauerstoffaufnahme ist bei einer Wanderung über acht Kilometer jedoch höher als bei einer Fünf-Kilometer-Wanderung.

Kraft
- Pressen Sie täglich Ihre Hände zehnmal für jeweils fünf Sekunden fest aneinander. Atmen Sie dabei weiter.

Schnelligkeit
- Drehen Sie für eine Minute Ihre Hände so schnell wie möglich hin und her.

Koordination/Balance
- Gehen Sie etwa zehn Meter vorwärts. Setzen Sie dabei den einen Fuß wie eine Seiltänzerin eng vor den anderen.

Beweglichkeit/Flexibilität
- Bewegen Sie einmal pro Tag Ihre Hauptgelenke einmal durch: Fingergelenke, Handgelenke, Ellenbogengelenke,

Schultergelenke, Hüftgelenke, Kniegelenke, Knöchel, Zehengelenke.

Lungentraining

■ Blasen Sie jeden Tag dreimal einen Luftballon auf etwa 20 Zentimeter auf.

Toilettentraining

■ Gehen sie immer zu derselben Zeit auf die Toilette.

Training der Sinnesorgane

■ Gehen Sie jeden Tag für mindestens 15 Minuten nach draußen.

■ Lesen Sie jeden Tag mindestens eine Tageszeitung. Halten Sie sie für eine kurze Zeit so weit entfernt, dass Sie einen Satz gerade noch lesen können. Drehen Sie die Tageszeitung um 90 Grad und versuchen Sie, einen Satz zu lesen. Lesen Sie zwei Sätze halblaut vor sich hin. Wiederholen Sie diese Sätze und sprechen Sie dabei die Worte dieser Sätze so schnell wie möglich aus.

■ Hören Sie jeden Tag Nachrichten im Radio. Stellen Sie die Lautstärke so ein, dass Sie den Sprecher gerade noch verstehen können.

■ Riechen Sie jeden Tag an einem Parfüm oder an Zimt oder Pfefferminz. Halten Sie die Flasche so weit weg, dass Sie den Duft gerade noch wahrnehmen können.

■ Schließen Sie beim Essen kurz die Augen und versuchen Sie, genau zu erfassen, was Sie schmecken und wo Sie es auf der Zunge schmecken.

■ Schließen Sie beim Essen kurz die Augen. Nehmen Sie Ihre Gabel in die Hand. Ertasten Sie die Gabel in der Hand. Beschreiben Sie die Wärme/Kälte/Oberfläche der Gabel.

2. Training der sozialen Vitalität

- Versuchen Sie, nicht weniger als zehn Freunde und Freundinnen zu haben. Diejenigen Personen, die sich als sozial und körperlich fit einstufen, schätzen ihre Gedächtniskapazität als gut ein und sind weniger besorgt über ihr Gedächtnis als sozial und körperlich weniger aktive Personen.
- Versuchen Sie, jedes Jahr einen Bekannten dazuzugewinnen.
- Unterhalten Sie sich jeden Tag zehn Minuten mit einem Fremden.
- Pflegen Sie ein oder zwei Hobbys.

3. Training der psychischen Vitalität

- Achten Sie auf Ihr äußeres Erscheinungsbild.
- Ziehen Sie sich jeden Tag ausgehfertig an. Tragen Sie, außer zum Sport, keinen Trainingsanzug.
- Schreiben Sie zehn Dinge in einen Kalender, welche Sie im Voraus planen.
- Schreiben Sie zehn Wünsche, die Sie sich erfüllen möchten, in einen Kalender.

4. Training der geistigen/mentalen Vitalität

Sorgen Sie dafür, dass Ihre Kinder und Enkelkinder in einer geistig anregungsreichen Umgebung aufwachsen. Eine anregungsreiche Umgebung in der Kindheit (gebildete Eltern, städtische Umgebung) ist mit einer höheren geistigen Leistungsfähigkeit im Erwachsenenalter verbunden.

Laden Sie viele Freunde, Freundinnen, Bekannte und

Familienmitglieder zu sich nach Hause ein. Soziale Aktivitäten und häufige Kontakte mit Freunden und der Familie erhöhen nachweislich die geistige Leistungsfähigkeit.

Schreiben Sie jeden Tag fünf Sätze mit der rechten Hand mit offenen und geschlossenen Augen.

Schreiben Sie jeden Tag fünf Sätze mit der linken Hand mit offenen und geschlossenen Augen.

5. Training der reflektiven Vitalität, des »Denkens über das Denken«

Denken Sie über die Antworten auf folgende Fragen nach:
a) Welches Wissen will ich noch erwerben?
b) Welche drei wichtigen Ziele habe ich?
c) Über welche Dinge freue ich mich besonders?
d) Was und wem will ich Gutes tun?

6. Training der regenerativen Vitalität

- Schlafen Sie auf jeden Fall mehr als fünf bis sechs Stunden, am besten acht Stunden.
- Dehnen Sie ein Mittagsschläfchen nicht über 10 bis 20 Minuten aus.

7. Training der diätetischen Vitalität

- Essen Sie vor einer geistigen Tätigkeit ein Stück Vollkornbrot, eine Banane, einen Apfel oder einen Joghurt.
- Essen Sie eine gesunde Mischkost mit viel Obst und Gemüse.

- Essen Sie einmal Fisch pro Woche, z. B. Makrele. Trinken Sie zwei bis drei Liter Flüssigkeit pro Tag.

8. Training der Vitalität der lebensdienlichen gegenseitigen Teilhabe

- Suchen Sie mit einigen wenigen Menschen, die Ihnen liegen, einen intensiven Gedankenaustausch.
- Gehen Sie einmal pro Monat in ein Pflegeheim und lesen Sie einem Bewohner oder einer Bewohnerin eine kleine Geschichte vor oder gehen Sie mit ihnen einen Kaffee trinken. Auch Kindergartenkinder freuen sich sehr über Besuch und eine kurze Geschichte.

9. Training der kulturellen Vitalität

- Besuchen Sie einen Kurs in der Volkshochschule.
- Lernen Sie eine neue Sprache oder lernen Sie zu musizieren, zu töpfern oder zu reden.
- Übernehmen Sie ein kleines Ehrenamt.
- Denken Sie über Religion und Philosophie nach.

10. Training der kreativen Vitalität

- Versuchen Sie, ein wenig weise zu werden.
- Akzeptieren Sie, was und wie es ist, z. B. dass Sie älter werden.
- Akzeptieren Sie auch, wie die anderen sind.
- Entfalten Sie von sich, was möglich ist. Verändern Sie in lebensdienlicher Weise, was möglich ist.

Merkmale »erfolgreichen« Alterns

Langlebigkeit, gute Gesundheit und selbstständige Lebensführung sind entscheidend für erfolgreiches Altern. Wenn Sie folgende Aussagen mit Ja beantworten können, sind Sie »erfolgreich« gealtert:

- Ich war und bin wenig krank und habe keine oder nur wenige körperliche Einschränkungen durch Erkrankungen.
- Ich bin geistig und körperlich fit.
- Ich erfülle alle vier Faktoren (s. o. S. 38), die für eine geistige Leistungsfähigkeit im Alter von Bedeutung sind.
- Ich hatte eine gute Ausbildung und ich bilde mich täglich durch die Zeitung, Bücher und Diskussionen weiter, weil ich neugierig bin.
- Ich habe eine ausreichende körperliche Bewegung von 20 Minuten bis eine Stunde normales Gehen am Tag. Ich strenge mich durch körperliche Arbeit im Haus oder um das Haus oder durch Bewegungstraining etwas an.
- Ich habe eine gute Lungenfunktion. Ich kann einen Luftballon auf 20 Zentimeter Größe aufblasen. Ich kann eine Kerze aus einer Entfernung von 20 Zentimetern ausblasen. Ich kann zehn Treppenstufen, ohne stehen zu bleiben, zügig hochgehen.
- Ich habe ein großes Zutrauen zu meinen eigenen Fähigkeiten (Tests für das eigene Zutrauen siehe im Anhang). Ich fühle mich wohl mit meinem Alter.

Eine Untersuchung bei römisch-katholischen Nonnen zeigt, wie Menschen erfolgreich altern können: Römisch-katholische Nonnen, die gut ausgebildet waren (mindestens einen sogenannten Bachelor-Abschluss hatten), wiesen im Gegensatz zu weniger gut ausgebildeten Nonnen folgende Merkmale in der Untersuchung auf:

- Im Vergleich zu den weniger gut ausgebildeten Nonnen erhöhte sich ihre Lebenszeit um mehr als dreieinviertel Jahre, auch wenn sie älter als 75 waren.
- Im Vergleich zu den weniger gut ausgebildeten Nonnen waren sie körperlich und geistig mehr als dreieinhalb Jahre länger in einer guten Verfassung.
- Sie hatten eine bessere Mobilität.
- Ihre Handkraft war höher.
- Sie hatten weniger Störungen der geistigen Leistungsfähigkeit.

1. Training der biologischen Vitalität

Die heutige Generation der 55- bis 70-Jährigen ist entsprechend der amerikanischen »Framingham Heart Study« deutlich weniger funktionseingeschränkt als eine 17 Jahre vorher getestete Altersgruppe, biologisch also jünger als frühere Generationen im gleichen Alter. Neben einer ärztlichen Untersuchung beantworten Sie folgende Fragen, um herauszufinden, ob und wie körperlich gesund Sie sind:

Ich bin gesund genug, um folgende Aktivitäten ohne Hilfe durchzuführen, kreuzen Sie *Ja, Nein* oder *Es geht so* an. Wenn Sie in keiner dieser Aktivitäten eingeschränkt sind, haben Sie eine optimale biologische Vitalität! Herzlichen Glückwunsch!

	Ja	Nein	Es geht so
In ein Kino gehen			
In die Kirche gehen			
Zu einem Treffen gehen			
Jemanden besuchen			
In den ersten Stock hinauf- und hinuntergehen			
800 Meter ohne Pause gehen			
Haben Sie im Augenblick körperliche Beschwerden oder eine Erkrankung oder ein Gesundheitsproblem, das Sie stört?			
Ich bin gesund genug, um schwere Arbeiten um das Haus herum, wie z. B. Schnee schaufeln oder eine Wand abwaschen, durchführen zu können.			

Versuchen Sie, unnötige Krankenhausaufenthalte zu vermeiden. Wenn es aber notwendig wird, dann führen Sie vorbeugend und sobald Sie es im Krankenhaus können, Bewegungsübungen und Gehirntraining (integratives Gehirntraining, z. B. Nousknacker®-Spiele unter www.wissiomed.de) durch. Ein Krankenhausaufenthalt kann bei älteren Personen zu einem Abfall der geistigen Leistungsfähigkeit führen. Ein vorübergehender Abfall der geistigen Leistungsfähigkeit ist auch bei Patienten und Patientinnen im mittleren Lebensalter bei längerem Aufenthalt in verschiedenen Krankenhaus-Abteilungen zu beobachten. Innerhalb von 35 bis 40 Tagen kann ein vorübergehender IQ-Abfall von bis zu 15 Punkten auftreten.

Fitte 80-Jährige leben länger, weisen weniger Klinikaufenthalte auf, müssen weniger in Pflegeheime. Wenn Sie selbst oder einer Ihrer Bekannten 80 Jahre alt sind und Sie oder Ihr Bekannter die nachfolgenden Fragen mit *Ja* beantworten können, haben Sie oder Ihr Bekannter gute Aussichten, die körperliche Unabhängigkeit noch lange aufrechterhalten zu können:

	Ja	*Nein*	*Es geht so*
Können Sie etwa 400 Meter ohne Schwierigkeiten gehen?			
Können Sie etwa fünf Kilo ohne Schwierigkeiten hochheben?			
Können Sie zehn Treppenstufen hochgehen, ohne zwischendurch stehen bleiben zu müssen?			
Können Sie sich bücken, niederknien (in die Hocke gehen) und auf dem Boden kriechen?			

Eine Untersuchung ergab, dass 50 Prozent der Frauen und 42 Prozent der Männer über 80 Jahre, die diese Fragen mit *Ja* beantworten konnten, zwei Jahre später noch genauso fit waren. Konkret hieß das: Wenn die körperlichen Aktivitäten in dieser aktiven Gruppe fortgesetzt wurden, traten keine Arthrosebeschwerden und keine Herz-Kreislauf-Erkrankungen auf. Die erhaltenen körperlichen Fähigkeiten waren verbunden mit einer Tendenz zum Normalgewicht und mit einem hohen Ausbildungsstand (etwa 13 Jahre Ausbildungszeit).

Für solch fitte und jung gebliebene Ältere ergeben sich daher folgende erfreuliche Aussichten:

- Diese Fähigkeiten sind mit einer *niedrigeren Sterberate* in den nächsten zwei Jahren verbunden.
- Diese Fähigkeiten sind mit einer *geringeren Aufnahmehäufigkeit in ein Krankenhaus* verbunden.
- Diese Fähigkeiten sind mit einer *geringeren Inanspruchnahme von Ärzten und Ärztinnen* verbunden.
- Diese Fähigkeiten sind mit einer *geringeren Aufnahmehäufigkeit in ein Pflegeheim* verbunden.

Leider sind 75 Prozent aller über 65-Jährigen körperlich inaktiv. Nur 7,5 Prozent aller über 65-Jährigen trainieren regelmäßig, und nur 5 Prozent aller über 65-Jährigen trainieren so, dass ein Effekt auf Lungenfunktion und Kreislauffunktion erkennbar wird. Leider werden nur 39 Prozent der körperlich inaktiven Personen von ihrem Arzt oder ihrer Ärztin auf die Notwendigkeit körperlichen Trainings hingewiesen. Aber Menschen, die nach ihrer Pensionierung körperlich inaktiv werden, zeigen einen signifikanten Abfall der Hirndurchblutung. Umgekehrt verzeichnen Rentner und Rentnerinnen, die weiter arbeiten und/oder sich regelmäßig körperlich betätigen, keinen Abfall ihrer Hirndurchblutung und schneiden in Tests zur geistigen Leistungsfähigkeit deutlich besser ab. Durch lebenslange körperliche Aktivität können Abfälle motorischer Funktionen, z. B. von Reaktionszeit, Balance oder Flexibilität, aufgehalten werden.

Im Durchschnitt haben 76-jährige Personen, die körperlich fit und aktiv sind, weniger Schmerzen, ausgeglichenere Emotionen, erleben weniger soziale Isolierung und verfügen über eine höhere Ganggeschwindigkeit als körperlich inaktive Gleichaltrige.

Es stellt sich also die Frage: Wie können Sie Ihre körperliche Fitness einfach und hochwirksam trainieren? Antwort: Sie trainieren Ihre Ausdauer, Ihre Kraft, Ihre Schnelligkeit, Ihre Koordination, Balance, Gleichgewicht und Ihre Beweglichkeit und Flexibilität. Sie werden beim Weiterlesen merken, dass viele Übungen mehrere Aspekte trainieren. Durch körperliches Training verbessern Sie Ihr biologisches Alter um 20 Jahre! Das lohnt sich!

Nach einem halben Jahr Training (körperliches Widerstandstraining zweimal pro Woche) sind bei Ihnen die Kraftwerke der Zellen (sog. Mitochondrien) wieder im gleichen Zustand wie bei einem 25-Jährigen. Ihre Muskelkraft verbessert sich um ca. 30 Prozent.

Weiterhin sind Sie aufmerksamer, Ihnen fallen schneller Worte, die Sie sagen wollen, ein, und Sie können besser lernen.

a. Motorik

Die Ausdauerleistung geht im Alter zurück, sie ist jedoch bis ins sehr hohe Alter sehr gut trainierbar: Gehen Sie täglich eine Stunde in zügigem Tempo spazieren. Sie sollten noch durch die Nase einatmen können und sich mit Ihren Wanderfreundinnen oder -freunden noch unterhalten können. Etwa fünf Kilometer pro Tag Wandern ist für die körperliche Fitness ausreichend. Die Sauerstoffaufnahme ist bei einer acht Kilometer langen Wanderung allerdings höher als bei einer fünf Kilometer langen Wanderung. Bereits drei- bis viermal pro Woche 30 bis 40 Minuten aerobes Training bewirkt einen zusätzlichen Kalorienverbrauch von 2000 kcal/Woche. Sie werden durch Gehen schlank!

Weiterhin beugen Sie, wenn Sie sechs Stunden pro Woche gehen, einer Verkalkung Ihrer Arterien vor und Sie bringen, das ist fantastisch, Ihre Herzkranzarterien dazu, Verkalkungen abzubauen und wieder ziemlich zart und elastisch zu werden!

Nach ein bis fünf Jahren tritt, wenn durch körperliche Bewegung etwa 2200 kcal/Woche verbraucht werden, eine Rückbildung der Gefäßverkalkung an den Herzkranzgefäßen ein. Dies entspricht einer Laufstrecke von etwa 32 Kilometern pro Woche oder etwa sechs Stunden Gehen pro Woche. Auf geht's!

> Aerobes Training heißt: Der Körper verbraucht so viel Sauerstoff, wie er tatsächlich zur Verfügung hat. Er geht keine Sauerstoffschuld ein und produziert auch nicht vermehrt Milchsäure.

Folgendes sollten Sie beachten, um den Übungseffekt nicht zu gefährden: Rauchen Sie nicht vor dem Training und trinken Sie keinen Alkohol nach dem Training und machen Sie keine kohlenhydratarme Diät. Denn: Nach dem dritten »Zug« an der Zigarette ist der Trainingseffekt dahin. Wenn Alkohol direkt im Anschluss an das Training getrunken wird, verlangsamt sich die Regeneration.

Beim Ausdauertraining ist zu beachten, dass eine kohlenhydratarme Diät (15 Prozent) bei ergometrischen Übungen zu einer Erhöhung von giftigen Stoffwechselprodukten (Ammoniak) im Blut führt, die eine starke Müdigkeit und Konzentrationsstörungen hervorrufen können.

Diese Übungen können Sie ganz alleine und selbstständig machen. Es kostet Sie nichts und Sie werden nicht überredet, Pillen oder Vitamine »einzuwerfen«, die nur dem Gewinn von Unternehmen dienen, für Ihre Gesundheit aber keinen Nutzen bringen. Durch diese Übungen sind Sie die MeisterIn Ihrer Vitalität und Ihrer Gesundheit Schmied! Außerdem werden Sie durch Bewegung jünger! Die Erhöhung der aeroben Ausdauer (Training ohne Sauerstoffschuld) und die Erhöhung der Muskelkraft durch Training verbessern das biologische Alter um 20 Jahre. Es kommt zu einer Erhöhung der Lebensspanne um etwa dreieinhalb Jahre. Die Zeit der Funktionseinschränkungen (z.B. keine Treppen mehr steigen zu können) verkürzt sich bei älteren Personen um acht bis zehn Jahre. Dadurch kommt es zur Erhöhung der Lebensqualität. Weiterhin erhöht ein dreimonatiges aerobes Training von Männern und Frauen im Alter zwischen 60 und 72 Jahren (45 Minuten pro Tag; viermal die Woche) die Kraft und Ausdauerleistung der Streckmuskulatur des Oberschenkels.

Ein zwölf Monate dauerndes aerobes Training von etwa 72-jährigen Frauen (Übungen der Kraft, Koordination, Balance, Gewichtheben) führt zur Erhöhung der Oberschenkelstreckmuskulatur (M. Quadriceps) und der Balance. Diese Verbesserungen haben eine Erniedrigung des Knochenbruchrisikos zur Folge.

Beim Training sollte man immer noch durch die Nase einatmen und sich unterhalten können. Dann befindet man sich normalerweise im aeroben Bereich. Die Pulsfrequenz sollte in etwa 170 bis 180 Schläge pro Minute minus Lebensalter betragen. Wenn Sie sichergehen wollen, lassen Sie einmal Ihren Milchsäurespiegel während des Trainings bestimmen.

Gehen hilft und macht Spaß! Durch folgende Übungen können Sie Ihre motorischen Fähigkeiten steigern und so etwas für ein langes, gesundes Leben tun:

- Gehen Sie deshalb, sooft Sie können, 10 bis 15 Treppenstufen hoch, ohne abzusetzen.
- Gehen Sie mindestens 400 Meter pro Tag. So beugen Sie der Pflegebedürftigkeit und der Demenz vor.
- Gehen Sie 20 Minuten pro Tag an fünf Tagen der Woche. So erhöhen Sie Ihre geistige Leistungsfähigkeit.
- Schaffen Sie es, 3,2 Kilometer pro Tag zu gehen, reduziert sich die Herzinfarktrate bei Frauen um etwa 50 Prozent.
- Und etwa 5 bis 6 Kilometer Gehen pro Tag führt zu einer Rückbildung der Arteriosklerose der Herzkranzgefäße. Dazu ein ergänzender Tipp: Beim Wandern geht *immer* der Leistungsschwächste voran und bestimmt das Gehtempo! Damit beugt man Komplikationen im Herz-Kreislauf-Bereich auf elegante Weise vor und erhöht den Spaß.
- Wenn es regnet, muss das Training nicht ausfallen: Gehen Sie mindestens 200 Treppenstufen pro Tag, optimal sind 600. Das hilft Ihnen beim Treppenzählen: Bereiten Sie zwei Gläser und 40 Murmeln (oder 40 Ein-Cent-Stücke oder 40 Streichhölzer) vor. In das eine Glas füllen Sie die Murmeln. Wenn Sie einmal die Treppe hochgelaufen sind (meist sind es 15 Treppenstufen), legen Sie eine Murmel in das andere Glas. Am Abend sollten sich mindestens 14 und optimal 40 Murmeln in dem zweiten Glas befinden. Probieren Sie diesen Trick aus. Er funktioniert fantastisch. Alternativ zum Treppensteigen können Sie auch viermal 50 Kniebeugen durchführen.

Folgende Sportarten und Tätigkeiten eignen sich als Ausdauertraining:

- »Laufen« am offenen Fenster
- Treppensteigen
- Wandern
- Radfahren
- Bergwandern
- Skilanglaufen
- Schwimmen (bei 31 bis 32 °C)
- Ballspielen
- Tanzen

Zwölf Wochen Tanzen erhöht das Bewegungsausmaß der Sprunggelenke, der Kniegelenke, der Schultergelenke und der Handgelenke. Dann befindet man sich im aeroben Bereich. Die Pulsfrequenz sollte in etwa 170 Schläge/Minute minus Lebensalter betragen.

Sie können den Effekt des aeroben Trainings durch folgende Übungen und Sportarten noch weiter steigern:

- Gehen mit Last (z. B. beim Einkaufen)
- Treppensteigen (25–50 Minuten)
- Mittelschwere Gartenarbeit
- Fünf bis sieben Kilometer in der Ebene gehen
- Wandern, Berg- und Skiwandern
- Skifahren Alpin
- Standardradfahren (50–100 Watt)
- Ganzkörpergymnastik
- Aquarobic
- Golf
- Tischtennis

- Badminton
- Tanzen (Foxtrott, langsamer Walzer)

Doch es gibt auch Sportarten, die für ein Ausdauertraining *nicht* geeignet sind und sogar schaden können: Langstreckenlauf (etwa 100 Kilometer pro Woche) kann sich ungünstig auf den Gelenkapparat auswirken. Es kann zu Gelenk- und Knorpelveränderungen insbesondere an den Hüftgelenken kommen.

b. Kraft

Ab dem 50. Lebensjahr geht die Kraft ohne Krafttraining pro Lebensdekade (zehn Jahre) um etwa vier bis acht Prozent zurück. Widerstandstraining sollte pro Übung nicht mehr als fünf Sekunden durchgeführt werden.

Folgendes Beispiel soll das veranschaulichen: Als mein 36-jähriger Freund Benno mich zum Tennisspielen auffordert, hole ich meine Balldose mit den drei Tennisbällen. Der Deckel klemmt, als ich die Dose öffnen will. Ich benötige eine kurzfristige *Maximalkraft (statische Kraft),* um sie zu öffnen. Beim anschließenden Spiel muss ich gut und schnell hochspringen können, um die Bälle von Benno zu erreichen. Anschließend muss ich den Ball schnell in das Feld von Benno zurückschlagen. Hierzu benötige ich eine gute *Schnellkraft (dynamische Kraft).* Leider verliere ich das Spiel. Meine Schläge wurden mit der Zeit zu langsam.

Zu Hause angekommen, habe ich mich belesen. Ich war doch ziemlich durcheinander, als mir Folgendes klar wurde:

Zwischen dem 20. und 90. Lebensjahr nimmt die Muskelmasse um fast 50 Prozent ab. Zwischen dem 50. und 70. Lebensjahr nimmt die Kraft der Oberschenkelmuskulatur um etwa 30 Prozent ab. Nach dem 70. Lebensjahr nimmt die Muskelkraft noch einmal dramatisch ab: Bei 80-Jährigen reduziert sich die Muskelkraft der Kniestrecker im Vergleich zu 70-Jährigen um 30 Prozent!

Die Hauptursache des Muskelschwunds ist eine langfristige körperliche Inaktivität und speziell das Fehlen von intensiven Kraftbeanspruchungen.

Dies hat gravierende Auswirkungen: Die Reduktion der Muskelkraft führt zu einer Verminderung der Atmung durch den Zwerchfellmuskel, der Wachheit, der Gehgeschwindigkeit, der Beweglichkeit des Schultergelenks, des Gleichgewichts, der Knochenfestigkeit und somit zur Erhöhung der Sterblichkeit.

Konkret: Wenn die Kniestreckkraft bei 74- bis 84-jährigen Personen innerhalb von 48 bis 58 Monaten (vier bis fünf Jahren) deutlich absinkt, erhöht sich das Risiko zu sterben um das Zweieinhalbfache. Wenn bei dem gleichen Personenkreis im gleichen Zeitraum die Handkraft absinkt, erhöht sich die Sterblichkeit um das 1,8-Fache. Sinkt die Gehgeschwindigkeit ab, erhöht sich die Sterblichkeit um das Zweifache.

Nicht nur die Sterblichkeit erhöht sich: Bei 70-jährigen und älteren Personen ging die Verminderung der Handkraft innerhalb von etwa dreieinhalb Jahren mit einer Verminderung der geistigen Schnelligkeit und des Erinnerns einher.

Ich fange richtig an zu schwitzen, als ich das alles lese. Sofort will ich anfangen zu trainieren. Dadurch hoffe ich, meine Muskelkraft, meine Muskelbeweglichkeit und meine Gelenkbeweglichkeit zu steigern. Da ich zwischendurch unter Kniegelenksbeschwerden litt und mein Arzt einen Verschleiß, eine Arthrose, festgestellt hatte, war ich beruhigt, in einer medizinischen Zeitschrift zu lesen: »*Bereits eine Zunahme der Kraft um 20 Prozent bei Männern und 25 Prozent bei Frauen kann die Wahrscheinlichkeit einer Kniegelenksarthrose reduzieren. Weiterhin sollte darauf geachtet werden, dass die Rumpfmuskulatur und die Muskulatur der oberen Gliedmaßen besonders gut trainiert werden, da die Kraft in diesen Bereichen bevorzugt abnimmt.«*

Jetzt führe ich zu Hause regelmäßig Krafttraining durch. Ich stemme täglich mit kleinen Pausen zwei Fünf- und Zehn-Kilogramm-Hanteln für jeweils fünf bis zehn Sekunden so häufig wie möglich. Diese Übungen führe ich auf einem Fuß-massagegerät durch, das Vibrationen erzeugt, da diese Kombination eine Zunahme der Muskelkraft um 20 Prozent innerhalb von vier Wochen bewirkt. Weiterhin mache ich Kniebeugen, Liegestützen und Trockenruderübungen. Auf diese Weise hoffe ich, in kurzer Zeit meine Kraft und Ausdauer zu verbessern.

Mit den folgenden Übungen können Sie Ihre Muskelkraft erhalten oder zurückgewinnen:

1. Stemmen Sie täglich mehrmals eine Fünf-Kilogramm-Hantel zehnmal hintereinander in die Höhe. Stellen Sie sich dabei auf ein Vibrationsgerät (z. B. Fußmassagegerät). Atmen Sie während des Hantelstemmens weiter!
2. Pressen Sie täglich mehrmals Ihre Hände zehnmal für jeweils fünf Sekunden fest aneinander. Atmen Sie dabei normal weiter.
3. Beugen und strecken Sie mit einer drei bis fünf Kilogramm schweren Hantel die Unterarme. Wiederholen Sie die Übung etwa zehnmal. So trainieren Sie Ihre Armbeugemuskulatur d. h., den Bizeps.
4. Heben Sie Ihre Arme gestreckt parallel zum Oberkörper mit zwei drei bis fünf Kilogramm schweren Hanteln in den Händen an und lassen Sie sie dann absinken, sodass sie seitlich an den Oberschenkeln anliegen. Wiederholen Sie

die Übung etwa zehnmal. Jetzt trainieren Sie mit dieser seitlichen Armhebung den Muskel Deltoideus.

5. Legen Sie den rechten Arm über die rechte Schulter. Halten Sie dabei eine drei bis fünf Kilogramm schwere Hantel in Ihren Händen. Anschließend strecken Sie den Arm und beugen ihn wieder über die rechte Schulter, sodass Sie Ihre Armstreckung und -beugung trainieren, nämlich den Trizeps. Wiederholen Sie die Übung etwa zehnmal. Dann wiederholen Sie die Übung mit dem linken Arm.

6. Beugen Sie 10- bis 40-mal die Knie um 90 Grad und richten Sie nach jeder Kniebeugung den Oberkörper wieder schnell auf.

7. Beugen Sie die Knie um etwa 80 Grad. Sie schweben sozusagen über einem Stuhlsitz. Verharren Sie in dieser Position für jeweils zehn Sekunden. Wiederholen Sie die Übung 10- bis 40-mal.

8. Versuchen Sie, sich vom Stuhl aufzurichten. Pressen Sie Ihre Hände auf die Oberschenkel, sodass sich Arm- und Beinmuskulatur stark anspannen. Sie drücken so stark mit Ihren Händen gegen Ihren Oberschenkel, dass Ihnen das Aufstehen nicht gelingt. Verharren Sie in dieser Position für jeweils fünf Sekunden. Wiederholen Sie die Übung 10- bis 40-mal. Atmen Sie dabei weiter. Halten Sie auf keinen Fall, auch nicht zwischendurch, die Luft an.

c. Schnelligkeit

Die Schnelligkeit geht im Alter ohne Training bis um das Zweifache zurück. Aber auch dagegen können Sie etwas unternehmen. Sie ist durch aerobes Training, z. B. zügiges Wandern, zu verbessern. Die Gehgeschwindigkeit hängt eng mit der Fitness im Herz-Kreislauf-Bereich zusammen.

Durch die folgenden Übungen können Sie Ihre Schnelligkeit erhalten oder zurückgewinnen:

1. Drehen Sie für eine Minute Ihre Hände so schnell wie möglich hin und her.

2. Legen Sie Ihre Hände auf die Oberschenkel, entweder mit der Handinnenseite oder dem Handrücken, und drehen Sie sie so schnell wie möglich um. Dabei berühren Sie bei jedem Umdrehen den Oberschenkel. Nach jedem Handumdrehen wird die Hand kurz vom Oberschenkel abgehoben. Innerhalb von fünf Sekunden sollten mehr als sieben Umdrehungen möglich sein. Dies ist ein Kombinationstraining für Schnelligkeit und Koordination. Drehen Sie die Hände, so schnell Sie können, hin und her.

3. Kreisen Sie so schnell wie möglich 40-mal den linken und anschließend den rechten Arm (wie einen »Dreschflegel«). Sie werden bemerken, wie Ihre Hände ein wohliges, warmes Gefühl bekommen, da sie durch diese Übung besser durchblutet werden.

4. Tippen Sie so schnell wie möglich mit dem vorderen Fußballen bei feststehender Ferse und nach oben gerichteten Zehen den Fußboden an. 15 Bodenberührungen innerhalb von fünf Sekunden sind ein gutes Ergebnis. Versuchen Sie, mit der Zeit die Anzahl der Bodenberührungen innerhalb der fünf Sekunden zu steigern.

5. Gehen Sie zwölf Meter so schnell wie möglich. Günstig ist es, wenn Sie diese Strecke als 70-Jähriger in etwa zwölf Sekunden oder weniger zurücklegen können.

Besonders wichtig für Ihre Vitalität ist die Schnelligkeit beim Gehen: Bei 73-Jährigen beträgt die Gehgeschwindigkeit ohne Training noch etwa zehn Meter in zehn Sekunden. Bei 83-Jährigen beträgt die Gehgeschwindigkeit ohne Training noch etwa achteinhalb Meter in zehn Sekunden. Bei 93-Jährigen beträgt die Gehgeschwindigkeit ohne Training noch etwa siebeneinhalb Meter in zehn Sekunden. Damit hat sich die Gehgeschwindigkeit ohne Training im Vergleich zu jungen Menschen um die Hälfte verringert. Eine Verlangsamung der Gehgeschwindigkeit sagt bei älteren Menschen weiterhin eine Störung der geistigen Leistungsfähigkeit und Stürze voraus. Doch Sie können etwas dagegen tun! Das ist wunderbar. Daher haben wir auch hier Trainingsempfehlungen, um im Alter die Gehgeschwindigkeit nicht zu vermindern bzw. zurückzuerlangen. Zweimal pro Woche 60 Minuten leichte körperliche Übungen (Gehen, Balancieren, Ballspiele) etwa sechs Monate lang durchgeführt, verbessern bei 75- bis 87-Jährigen die Gehgeschwindigkeit um ein Drittel.

1. Gehen Sie täglich für eine Stunde in zügigem Tempo spazieren.

   Ein normaler Gang benötigt ein Zusammenspiel (Synergie) unterschiedlicher Funktionen. Beim Gehen müssen etwa 1000 Muskeln synchronisiert werden, um über 200 Knochen und etwa 100 Gelenke zu bewegen. Ein aerobes Training von 60 bis 72 Jahre alten Männern und Frauen (45 Minuten pro Tag; viermal die Woche; drei Monate lang) erhöht die Schnelligkeit der Muskelkontraktion und die Gehgeschwindigkeit.

2. Lassen Sie sich zu Tai-Chi-Übungen verführen.

3. Führen Sie ein Krafttraining der Beine durch. Wie Sie das durchführen können, sehen Sie in dem Abschnitt »Kraft«.

4. Klopfen Sie während des Gehens mit dem Zeigefinger der rechten Hand alle zehn Minuten für zehn Sekunden so schnell wie möglich leicht auf die linke Handinnenfläche. Dadurch gehen Sie anschließend schneller.

5. Schwingen Sie beim Gehen die Arme mit.

6. Beugen Sie beim Gehen leicht die Ellenbogen.

7. Achten Sie darauf, dass Sie nicht zu breitbeinig gehen.
8. Heben Sie Ihre Füße immer schnell vom Boden ab, vermeiden Sie zu schlurfen.
9. Beugen Sie die Beine beim Gehen gut durch.
10. Beugen Sie den Körper während des Gehens nicht nach vorne.
11. Üben Sie unter gegenseitiger Aufsicht den Übergang vom Gehen zum Rennen.
12. Führen Sie Trampolinübungen (mit Haltestange) durch. Versuchen Sie einen Einbeinstand mit offenen Augen auf dem Minitrampolin.

d. Koordination

Ab dem 50. Lebensjahr geht das harmonische Zusammenspiel der Muskeln (koordinative Fähigkeit) um etwa 15 Prozent zurück. Ab dem 80. Lebensjahr geht die koordinative Fähigkeit um etwa 50 Prozent zurück. Ein guter körperlicher Trainingszustand ist besonders im höheren Lebensalter der beste Schutz vor Unfällen und Stürzen. Je besser die geistige Leistungsfähigkeit im Alter ist, desto besser ist die Bewegungskoordination. Besonders wichtig ist hierbei die Handgeschicklichkeit: Sie sagt bereits ein unabhängiges Leben im Alter (im Vergleich zum Aufenthalt im Pflegeheim oder Altersheim) voraus. Diese Vorhersage ist weitgehend unabhängig vom Alter und von der geistigen Leistungsfähigkeit.

Weiterhin ist zu berücksichtigen: Die Signale für die Körperhaltung, die Mimik und die Gestik, die wir erhalten und abgeben, sind ca. zwölfmal so intensiv verschaltet wie die Informationsverarbeitung der Systeme, die mit dem Denken, dem Gedächtnis und der Sprache zu tun haben.

Geben wir linkische, zu langsame, zu zusammengekrümmte körpersprachliche Signale ab, werden wir als nicht gleichwertig, als alt, als wenig intelligent wahrgenommen.

Mithilfe unserer körpersprachlichen Haltung (aufrecht stehen oder sitzen, Brust raus, Bauch rein, flotte Bewegungen mit den Händen, lächeln usw.) können wir uns als älterer Mensch als jugendlich und intelligent präsentieren.

Auch die Koordinationsfähigkeit wird im Alter zunehmend vom Training abhängig. Folgende Übungen können Ihnen eine gute Koordination erhalten oder zurückgeben:

1. Schreiben Sie mit der ungewohnten Hand fünf Sätze.
2. Klemmen Sie den Kugelschreiber zwischen Zeigefinger und Mittelfinger oder Mittelfinger und Ringfinger oder Ringfinger und kleinem Finger der linken oder rechten Hand beim Schreiben leicht ein.
3. Setzen Sie für etwa zehn Minuten einen Fuß vor den anderen.
4. Gehen Sie eine »Acht« rückwärts.
5. Trainieren Sie jeden Tag mit den »Nousknackerspielen« 1 und 2, die Sie im Internet unter www.wissiomed.de finden. Je besser die geistige Fitness ist, desto besser ist die Koordinationsfähigkeit.
6. Führen Sie so schnell wie möglich den Daumen hintereinander zu den einzelnen Fingern und zurück. Der Daumen wird innerhalb von fünf Sekunden so schnell wie möglich mit dem Zeigefinger, Mittelfinger, Ringfinger und kleinen Finger berührt. Dies wird so häufig und so schnell wie möglich innerhalb von fünf Sekunden wiederholt. Vier oder mehr komplette Daumen-Finger-Durchgänge innerhalb von fünf Sekunden sind ein gutes Ergebnis.
7. Sie sitzen in einem Stuhl ohne Lehnen. Die Arme liegen am Körper an, der Ellenbogen ist 90 Grad gebeugt. Das

Handgelenk befindet sich in neutraler Position, die Hand-innenfläche liegt auf dem Oberschenkel. Der Oberschen-kel wird erst mit der Innenseite der Hand und dann mit dem Handrücken berührt, Sie drehen also Ihre Hände hin und her. Nach jedem Handumdrehen wird die Hand kurz vom Oberschenkel abgehoben.

8. Gliedmaßenkoordination mit »Fußtapping«: Sie sitzen auf einem Stuhl ohne Lehne. Beide Füße befinden sich ohne Schuhe auf dem Fußboden. Sie heben den Vorderfuß an. Die Ferse bleibt auf dem Boden. Sie versuchen, innerhalb von 15 Sekunden möglichst häufig mit dem vorderen Fußballen den Boden zu berühren (»Fußtapping«). Nor-mal sind mehr als 13 bis 15 Bodenberührungen in fünf Sekunden.

9. Jonglieren mit drei Bällen (Anleitung im Internet unter: www.jong.de/jonglieren.html) für ca. 30 Minuten. Hierbei kommt es nicht auf den Erfolg, sondern auf das Bemühen an. Nach drei Monaten erhöhen sich die räumlichen Fähigkeiten, die Reaktionsschnelligkeit und die Nerven-zellanzahl in Gehirngebieten, die für das Gedächtnis, die Belohnung und das räumliche Vorstellungsvermögen zu-ständig sind.

Folgende Sportarten sind gut geeignet, Ihre Koordination zu verbessern:

- Schwimmen
- Radfahren
- Tischtennis
- Golf
- Wandern
- Tanzen

e. Balance/Gleichgewicht

Bei älteren Personen, die in der Stadt wohnen, ist im Vergleich zu Personen, die auf dem Land wohnen, eine verminderte Balancefähigkeit festzustellen. Der Unterschied erhöht sich mit ansteigendem Alter. Besonders ältere Stadtmenschen müssen frühzeitig ihre Balancefähigkeit trainieren. Bei 80-Jährigen zeigte ein Balancetraining nach drei Monaten (dreimal pro Woche 45 Minuten Training) deutliche Verbesserungen. Die Verbesserungen entsprachen Werten von drei bis zehn Jahre jüngeren Personen. Folgende Übungen helfen Ihnen dabei:

1. Sorgen Sie für eine Ernährung, die ausreichend Vitamin B12 (z. B. Innereien, Makrele) und Folsäure (z. B. Innereien, Weizenkeime, Spinat, Fenchel, Sonnenblumenkerne, Brokkoli) enthält – auch hier gilt: Gesunde Nahrungsmittel sind besser als Ersatz in Pillenform. Ein ausreichender Spiegel bei Vitamin B12 und Folsäure vermindert das Risiko, eine Oberschenkelhalsfraktur zu erleiden, um etwa 75 Prozent.
2. Gehen Sie täglich für eine Stunde in zügigem Tempo spazieren. Aerobe Bewegungsübungen verbessern die Balance und Mobilität bei Älteren.
3. Versuchen Sie, folgende Auffälligkeiten beim Gehen zu vermeiden. Diese gehen nämlich immer mit einer Abnahme der Gehgeschwindigkeit und einem etwa dreifach erhöhten Sterberisiko einher:
   - Vornübergebeugter Körper – gehen Sie aufrecht!
   - Verkürzte Schrittlänge – machen Sie längere Schritte!
   - Langsamer Gang – gehen Sie schneller!
   - Geringes Mitschwingen der Arme – achten Sie beim Gehen auf ein Mitschwingen Ihrer Arme!

- Zu langes Kleben der Füße am Boden – heben Sie die Füße beim Gehen schnell vom Boden!
- Arrhythmisches Gehen – gehen Sie rhythmisch!
- Verminderung der Schritthöhe – versuchen Sie, auf keinen Fall zu schlurfen!

4. Setzten Sie für etwa zehn Meter einen Fuß eng vor den anderen.

5. Gehen Sie eine Acht rückwärts. Je besser Sie diese Übung können, desto besser ist Ihre Gehgeschwindigkeit, Ihr Einbeinstand und die Fähigkeit und das Ausmaß des Treppensteigens.

6. Kriechen Sie auf dem Boden eine Acht rückwärts.

7. Gehen Sie jeden Tag für zehn Minuten barfuß in Ihrer Wohnung oder Ihrem Garten umher.

8. Gehen Sie immer schneller, bis Sie für einige Meter bzw. für fünf Sekunden rennen.

9. Machen Sie Gehübungen auf dem Minitrampolin (Trampolin mit Haltestange).

10. Stehen Sie mit offenen Augen und auf einem Bein auf dem Minitrampolin, solange es geht, möglichst 22 bis 30 Sekunden. Versuchen Sie dabei, Ihre Zehen anzuspannen.

11. Führen Sie ein Tai-Chi-Training durch. Durch Tai-Chi-Übungen reduziert sich das Sturzrisiko um etwa 50 Prozent. Ein Tai-Chi-Training von einmal einer Stunde pro Woche könnte in den nächsten sechs Monaten diese Verbesserungen in etwa aufrechterhalten. Gehen Sie bei rhythmischer Musik in Ihrer Wohnung umher. Beugen Sie sich zwischendurch nach allen Richtungen und drehen Sie sich immer wieder um 360 Grad. Ihre Schrittlänge wird dadurch gleichmäßiger, Ihr Gleichgewicht verbessert sich, und das Risiko zu stürzen nimmt bei Ihnen deutlich ab.

12. Gehen Sie für eine Stunde täglich spazieren. Aerobe Bewegungsübungen verbessern die Balance und Mobilität bei älteren Personen.

13. Schaffen Sie sich einen Schaukelstuhl an und schaukeln Sie in ihm täglich so lange wie möglich. (z. B. wenn Sie fernsehen; 1,5 Stunden sind günstig). Dadurch nehmen Ihre Gleichgewichtsfähigkeit und Ihre Fröhlichkeit zu. Manchmal muss man, wenn man Schmerzen hat, auch weniger Schmerzmedikamente einnehmen. Manche Personen haben das Gefühl, auch besser denken und behalten zu können.

Diese Übungen erhöhen die Muskelstärke der Kniebeuger und der Kniestrecker um etwa ein Viertel. Je besser Ihre Kniestreckkraft und Ihre Fähigkeit, die Acht rückwärts zu gehen, ausgeprägt sind, desto besser steht es um Ihre Gehgeschwindigkeit, Ihre Fähigkeit zum Einbeinstand und um Ihre Leistungsfähigkeit beim Treppensteigen. Das Training des Gleichgewichts mithilfe des Einbeinstandes auf einer instabilen Unterlage erhöht die Maximalkraft und die Schnellkraft. Weiterhin werden Balancefehler schneller korrigiert. Gleichzeitig wird die Kontrolle über das Fußgelenk besser. Somit ist dies auch ein Training zur Sturzvorbeugung.

Als Training für die Balance bzw. das Gleichgewicht sind folgende Sportarten gut geeignet:

- Schwimmen
- Radfahren
- Tischtennis
- Golf
- Tanzen
- Wandern

Aber nicht jede Sportart tut gut! Führen Sie im Alter keine ausgesprochenen Langstreckenläufe durch. Nach einem 25-Kilometer-Lauf vermindert sich die Gleichgewichtskontrolle.

f. Beweglichkeit/Flexibilität

Wie in allen Bereichen können Sie durch Übungen dafür sorgen, sich Ihre Beweglichkeit bzw. Flexibilität bis ins hohe Alter zu erhalten:

1. Gehen Sie täglich für eine Stunde in zügigem Tempo spazieren.
2. Gehen Sie täglich für etwa fünf Minuten barfuß in Ihrer Wohnung umher.
3. Bewegen Sie jeden Tag einmal Ihre Hauptgelenke, jedes für einige Sekunden:
   - Im Alter sinkt die Schulterbeweglichkeit häufig um ein Drittel bis die Hälfte ab. Nehmen Sie je einen Kugelschreiber in die rechte und linke Hand. Drücken Sie so fest wie möglich für etwa fünf Sekunden auf die Kugelschreiber. Wiederholen Sie die Übung etwa zehnmal. Je höher die Handkraft, desto höher ist die Schulterbeweglichkeit im Alter.
   - Schultergelenke: kreisen, nach vorne strecken, nach hinten strecken, seitwärts strecken. So schnell wie möglich den linken und anschließend den rechten Arm kreisen.
   - Ellenbogengelenke: beugen, strecken und drehen.
   - Handgelenke: beugen und strecken.
   - Fingergelenke: Finger spreizen, Finger zur Faust schließen.
   - Hüftgelenke: kreisen, nach vorne strecken, nach hinten strecken und seitwärts strecken.

- Kniegelenke: beugen und strecken.
- Knöchel: kreisen, beugen und strecken.
- Zehengelenke: beugen und strecken.

4. Der Rumpf weist im Alter ein vermindertes Bewegungsbedürfnis auf. Doch zweimal pro Woche 60 Minuten leichte körperliche Übungen (Gehen, Balancieren, Ballspiele) für etwa sechs Monate ausgeführt, verbesserten bei 75- bis 87-Jährigen die Reichweite (mit fest stehenden Füßen mit den Armen nach vorne zu greifen) signifikant um etwa ein Drittel.

Eine gute Übung für den Rumpf ist: Strecken Sie Ihre Arme senkrecht nach vorne. Drehen Sie Ihre Arme von dieser Position aus, sofern Sie keine Beschwerden an der Brustwirbelsäule und Lendenwirbelsäule haben, um etwa 90 Grad nach rechts und nach links. Steigern Sie zwischenzeitlich das Tempo. Führen Sie diese Übung ca. 20-mal nach jeder Seite durch.

Anschließend versuchen Sie, wenn Sie auf einem Stuhl Platz genommen haben, sich möglichst auf die Kante des Stuhles zu setzen. Halten Sie den Oberkörper aufrecht und neigen Sie den Oberkörper, ohne ihn zu krümmen, um ca. 10° nach vorne. Halten Sie dabei den Rücken unbedingt gerade. Sie stärken dadurch Ihre Rückenmuskulatur und senden gleichzeitig Wachheitsimpulse mithilfe der Nervenfasern der Muskulatur an Ihren Hirnstamm. Diese Haltung können Sie auch beim Zuhören einnehmen. Sie werden dadurch niemals während dieser Körperhaltung müde.

5. Greifen Sie mit beiden Händen (oder legen Sie ein dickes Kissen) unter Ihren rechten Oberschenkel und heben Sie ihn so hoch, dass Ihre Fußspitzen, wenn Sie den Fuß nach unten beugen, gerade noch mit den Zehenspitzen den Fußboden berühren. Kreisen Sie danach Ihren rechten Knöchel zehnmal nach rechts und zehnmal nach links.

Beugen Sie anschließend Ihren Knöchel hintereinander zehnmal, wobei bei jedem Beugen die Fußspitzen den Boden berühren sollen. Wiederholen Sie die gesamte Übung mit dem linken Bein und Knöchel. Bei durchschnittlich etwa 79-jährigen Personen hält ein Training der Beugung des Knöchels in Richtung Fußsohle die Schrittlänge im fortgeschrittenen Alter aufrecht. Üben lohnt sich!

> Ihre Mobilität können Sie testen, indem Sie den Mobilitätstest im Anhang des Buches machen.

g. Beckenbodentraining

Es ist sinnvoll, sich in folgende Übungen von einem Physiotherapeuten oder einer Physiotherapeutin einführen zu lassen. Einmal gelernt, können Sie aber auch diese Übungen selbst durchführen.

1. Allgemeine Beckenbodenübungen
   - Ziehen Sie Ihre Beckenbodenmuskulatur für etwa zwei bis drei Sekunden so fest wie möglich zusammen. Versuchen Sie sich dabei vorzustellen, dass Sie bei der Übung ihre Sitzbeinhöcker und Ihre Hüftgelenke ganz langsam und ganz zart zusammenziehen.
   - Versuchen Sie dabei, diese Muskulatur nach vorne und oben zu ziehen (dabei nicht die Gesäßbacken anspannen).
   - Stellen Sie sich dabei vor, Sie würden diese Muskulatur in Richtung Nasenspitze ziehen. Behalten Sie diesen Zug für ca. zehn Sekunden aufrecht.

- Wenn Sie es richtig machen, spüren Sie, wenn sie Ihre Hände rechts und links auf die Hüftgelenke legen, häufig einen kleinen »Zug« zwischen den Fingern.
- Atmen Sie während der Übung weiter. Atmen Sie beim Zusammenziehen der Beckenbodenmuskulatur aus (ca. zehn Sekunden). Dadurch »saugen« Sie sozusagen den Beckenboden nach oben, da sich beim Ausatmen das Zwerchfell nach oben bewegt und dadurch einen Unterdruck auf Bauch- und Beckenorgane ausübt. Wiederholen Sie die Übung etwa 20-mal.

2. Männer können die Durchblutung Ihrer Geschlechtsorgane oft mit folgender Übung steigern:
   - Legen Sie sich in Linksseitenlage. Beugen Sie das linke Knie.
   - Das rechte Bein strecken Sie und heben es an. Heben Sie das rechte Bein zehnmal an und senken es wieder ab. Beim Absenken schwebt das Bein über dem Boden; es berührt während der Übung den Boden nicht. Wiederholen Sie die gesamte Übung fünfmal. Das rechte Bein wird also insgesamt 50-mal angehoben und gesenkt. Nach jeweils zehn Hebungen können Sie eine kleine Pause einlegen. Führen Sie die Übungen für etwa vier Monate dreimal die Woche durch.

h. Toilettentraining

Nichts finden viele Menschen peinlicher, als inkontinent zu sein, aber durch einfache Übungen können Sie dem vorbeugen:
- Gehen Sie immer zur selben Zeit auf die Toilette.
- Lassen Sie sich fünf Minuten Zeit.
- Versuchen Sie nicht zu pressen.

2. Training der Sinnesorgane

Wir sehen, hören, schmecken, riechen. Auch unsere Sinnesorgane wollen beachtet und gepflegt werden, dass sie uns bis ins hohe Alter erhalten bleiben.

a. Sehen

Personen, die nicht gut sehen und hören, haben eine doppelt so hohe Sterblichkeit wie gleichaltrige Menschen, die durch die entsprechende Brille oder durch ein Hörgerät diese Störungen ausgleichen. Personen, die schlecht sehen und/oder hören, sind vermehrt unfallgefährdet. Das optimale Anpassen einer Brille und das Ausgleichen der Sehschwäche sind sehr wichtig. Man vermutet, dass etwa 40 Prozent der Älteren eine nicht optimal angepasste Brille benutzen. Eine regelmäßige Kontrolle der Sehfähigkeit und eine optimale Versorgung mit einer entsprechenden Brille sind deshalb schon aus Überlebensgründen sehr wichtig.

Damit Sie lebenslang ihre Sehkraft genießen können:

1. Lassen Sie einmal pro Jahr ihre Sehkraft und den Augendruck prüfen.
2. Zur Erhaltung des normalen Sehens im Alter ist die frühzeitige Versorgung mit Vitaminen bedeutsam. Vitamin C und B2 mindern um etwa die Hälfte das Risiko, eine Linsentrübung im Alter zu bekommen. Unsere Nahrungsmittel erhalten diese Vitamine. Genießen Sie Früchte und Gemüse, möglichst fünfmal am Tag. Benutzen Sie eine hellere Beleuchtung, insbesondere am Nachttisch und im Bad.
3. Gehen Sie jeden Tag für mindestens 15 Minuten ins Freie. Das natürliche Licht in der freien Natur fördert die geistige Leistungsfähigkeit und harmonisiert das Schlafverhalten.

b. Hören

In Deutschland gibt es etwa elf Millionen Hörgeschädigte. Nach Erhebung des Deutschen Grünen Kreuzes benötigt etwa jeder fünfte Erwachsene und jeder Vierte über 65 Jahre in der Bundesrepublik ein Hörgerät. Aber nur 1,3 Millionen Personen tragen Hörhilfen. Doch das hat negative Auswirkungen. Schlechtes Hören – ohne Ausgleich durch Hörgeräte – bewirkt oft:

- Wir werden unsicher im Umgang mit anderen Menschen.
- Wir haben eine Verminderung des Selbstvertrauens.
- Wir bekommen Ängste vor Kontakten mit Freunden oder neuen Bekannten.
- Wir neigen dadurch eher zu Depressionen.
- Wir sind im Straßenverkehr stärker gefährdet, da wir herannahende Gefahrenquellen nicht hören.
- Wir ziehen uns zunehmend zurück.

Vermindertes Hören wird oft schlechter vertragen als eingeschränktes Sehen. Manchmal können auch Wahnvorstellungen mit schlechtem Hören verbunden sein. Diese beinhalten die Annahme: »Andere tuscheln über mich!« Die Rückzugstendenz vom sozialen Leben wird dadurch verstärkt. Durch die mangelnde Anregung vermindert sich die geistige Flexibilität. Sorgen Sie daher für die Erhaltung Ihres Hörvermögens:

1. Machen Sie einen Hörtest! Einen Hörtest per Telefon finden Sie unter www.hoertest-per-telefon.de: 0900/217221 (pro Anruf 99 Cent).
2. Lassen Sie regelmäßig vom HNO-Arzt oder der HNO-Ärztin Ihr Hörvermögen prüfen.

3. Hören Sie jeden Tag Nachrichten im Radio. Stellen Sie die Lautstärke so ein, dass Sie den Sprecher oder die Sprecherin gerade noch verstehen können.

4. Achten Sie darauf, dass Sie nicht dauernd zu starkem Lärm ausgesetzt sind. Denn zu starker Lärm steigert das Schlaganfallrisiko erheblich. Ab einem Lärmpegel von 60 dB steigt das Risiko für einen ersten Schlaganfall um ca. 30 Prozent bei über 65-Jährigen an.

c. Riechen

Bei über 65-jährigen Personen haben etwa 60 Prozent ein Geruchsdefizit. Bei über 80-Jährigen sind dies 80 Prozent. Bei 80-Jährigen fand man sogar eine 8-fache Riechschwellenerhöhung. Dies trifft jedoch nicht für Pfefferminzöl zu. Hier erhöht sich die Riechschwelle nur um das Doppelte. Der Einfluss von Musik und von Gerüchen auf die Gedächtnisleistung wird immer besser, je länger man diese Technik benutzt; diese Technik kann vom sechsten bis zum 100. Lebensjahr benutzt werden.

1. Riechen Sie jeden Tag an einem Parfüm oder an Zimt oder Pfefferminz. Halten Sie die Flasche so weit weg, dass Sie den Duft gerade noch wahrnehmen können. Beim Riechtraining sollte man deshalb immer mit Pfefferminzöl beginnen. Zimtöl ist eine der Riechqualitäten, die am ehesten nachlassen. Riechen Sie häufig! In Tierexperimenten konnte nachgewiesen werden, dass die Anzahl der täglich neu entstehenden Geruchsnervenzellen (olfaktorische Neurone) in einer geruchsangereicherten Umgebung erhöht wird und das Geruchsgedächtnis gesteigert werden kann.

Verschiedene Aktivitäten können Sie mit unterschiedlichen Gerüchen steigern. Probieren Sie es einfach aus:

2. Wenn Sie keine Allergie haben und Sie sich kurzfristig *aktivieren* wollen, so riechen Sie an einem der folgenden Stoffe: Eukalyptusöl, Grapefruitöl, Kampferöl, Moschuskörner, Pfefferminzöl, Zimt- oder Zitronenöl. Diese Gerüche machen Sie wacher, probieren Sie es aus!

3. Wenn Sie *gut lernen oder sich gut erinnern* wollen, können Sie, sofern Sie keine Allergie haben oder sonstige Gegenanzeigen bestehen, an folgenden Stoffen riechen; sie scheinen einen günstigen Einfluss auf das Gedächtnis (Lernen und Erinnern) zu haben:

   ■ Rosmarin: Wachheit, Kurzzeitgedächtnis
   ■ Lavendel: Wiedererkennen, Erinnern an Worte, das Erinnern an räumliche Informationen (Orte, Bilder usw.), Verbesserung des Problemlösens bereits beim ersten Riechen an Lavendel
   ■ Zitronengras: Wiedererkennen, Erinnern an Worte, das Erinnern an räumliche Informationen (Orte, Bilder usw.)

Der Einfluss von Musik und von Gerüchen auf die Gedächtnisleistung wird immer besser, je länger man diese Techniken benutzt.

Eine Bemerkung zu dem berühmten französischen Dichter Marcel Proust, der als Erster die Wirkung von Geschmack und Geruch in dichterischer Form beschrieben hat:

Sein umfangreiches Werk »À la recherche du temps perdu« (»Auf der Suche nach der verlorenen Zeit«) wurde durch einen kleinen, aber seitdem berühmten Vorfall inspiriert. »*Eines Wintertages, als ich nach Hause kam, schlug mir meine Mutter, da sie bemerkt hatte, dass mir kalt war, vor, ge-*

gen meine Gewohnheit eine Tasse Tee zu trinken. Zuerst lehnte ich ab und dann, ich weiß nicht warum, änderte ich meine Meinung. Sie schickte nach einem dieser kurzen, dicken Kuchen, die Kleine Madeleines genannt werden, die in der gerillten Form einer Kammmuschel geformt zu sein schienen. Und bald, bedrückt über den düsteren Tag und die Aussicht auf einen traurigen Morgen, führte ich mechanisch einen Löffel Tee zu meinen Lippen, in dem ich ein Stück Madeleine hatte aufweichen lassen. Aber in dem Augenblick, als der mit Kuchenbröseln vermischte Schluck meinen Gaumen berührte, bebte ich und beobachtete aufmerksam, was Außergewöhnliches in mir geschah. Ein köstliches Vergnügen war in mich gedrungen, isoliert, ohne eine Vorstellung über den Grund dafür. Es hatte mir sogleich die Missgeschicke des Lebens unwichtig gemacht, seine Katastrophen harmlos, seine Kürze illusorisch, auf die gleiche Weise, wie Liebe wirkt, indem es mich mit einer kostbaren Essenz füllte, oder vielmehr, diese Essenz war nicht in mir, sie war ich. Ich hatte aufgehört, mich mittelmäßig, nebensächlich, sterblich zu fühlen. Woher hatte dieses mächtige Glücksgefühl kommen können? Ich fühlte, dass es mit dem Geschmack des Tees und des Kuchens verbunden war, aber dass es unsagbar darüber hinausging, nicht von der gleichen Natur sein konnte. Woher kam es? Was bedeutete es? Wo könnte ich es greifen?«

4. Wenn Sie sich kurzfristig *entspannen* wollen, riechen Sie an einem der folgenden Stoffe: Baldrianöl, Bergamotteöl, Spanisches Hopfenöl, Jasminöl, Lavendelöl, Mandarinenöl, Melisseöl, Muskatellersalbei, Orangenblütenöl, Römische Kamille, Rosenöl.

5. Eine *anregende Wirkung* auf die Atmung erreichen Sie, wenn Sie an einem der folgenden Stoffe riechen: Anis, Basilikum, Kampfer, Kölnisch Wasser, Lavendelöl, Pfefferminzöl, Rosmarinöl, Senföl, Thymianöl.

d. Schmecken

Auch die Geschmacksempfindung lässt im Alter nach. Schlecht sitzende Zahnprothesen können das Problem noch verschärfen und sind eine häufige Ursache von Fehlernährung. Lassen Sie sie von Ihrem Zahnarzt oder Ihrer Zahnärztin korrigieren. Falsch ist das Herausnehmen schlecht sitzender Zahnprothesen, denn das kann zu Kieferverformungen führen, und die Prothese sitzt nach einer Weile dann noch schlechter.

Eine rechtzeitige ärztliche Untersuchung und gegebenenfalls die Behandlung von Riech- und Schmeckstörungen sind erforderlich. Besonders hohe Geschmacksschwellen sind bei älteren Menschen für den Geschmack »süß« vorhanden. Dadurch wird erklärbar, dass viele Ältere ihren Kaffee unverhältnismäßig stark süßen. Damit Ihnen das Essen bis ins hohe Alter schmeckt, empfehlen wir Ihnen folgende Übungen:

1. Schließen Sie beim Essen kurz die Augen und versuchen Sie, genau zu erfassen, was Sie schmecken und wo Sie es auf der Zunge schmecken.
2. Versuchen Sie, sich beim Essen zwischendurch auf die Geschmacksempfindung Süß, Salzig, Sauer oder Bitter zu konzentrieren und sie bewusst zu schmecken.
3. Würzen Sie jeden Tag unterschiedlich und essen Sie abwechslungsreich. Das Verlangen nach geschmacklicher Abwechslung geht im Alter zurück. Verwenden Sie beim Essen immer Kräuter und Gewürze (z. B. Dill, Kümmel, Fenchel usw.). Diese wirken auch als Verdauungshilfen.
4. Trinken Sie genügend Flüssigkeit, etwa 1,5 bis 2 Liter pro Tag. Die Zunge soll nicht austrocknen. Das Verlangen nach Flüssigkeit ist im Alter auch bei Flüssigkeitsmangel deutlich verringert.

5. Wenn Sie nicht gut schmecken, reiben Sie zwischendurch (etwa alle zehn Tage) Ihre Zunge mit Zitrone oder der Zahnbürste ab. Dadurch werden die alten abgeschilferten Zellen (Zungenbelag) von der Zunge entfernt. In der Regel nimmt die Geschmacksempfindlichkeit danach erheblich zu, und Sie können das Essen wieder besser genießen. Ihre Lebensfreude steigt!

6. Essen Sie möglichst mit jemandem zusammen. Dies erhöht die Lust am Essen und am Reden.

e. Fühlen

1. Schließen Sie beim Essen kurz die Augen. Nehmen Sie Ihre Gabel in die Hand. Ertasten Sie die Gabel. Beschreiben Sie die Wärme/Kälte/Oberfläche der Gabel.

2. Gehen Sie barfuß im Gras, auf Kieselsteinen oder im Sand. Barfußgehen erhöht auch das Gleichgewichtsgefühl.

3. So vermeiden Sie kalte Hände und Füße: Stellen Sie sich für etwa fünf bis zehn Minuten barfuß auf ein eingeschaltetes Fußmassagegerät. Anschließend legen Sie für etwa fünf bis zehn Minuten Ihre Hände auf das Gerät. Wenn Sie dies täglich durchführen, verbessert sich nach etwa einem Monat der Tastsinn Ihrer Hände. Drehen Sie Ihren rechten Arm im Schultergelenk etwa 40-mal (sofern Ihr Schultergelenk in Ordnung ist). Achten Sie darauf, dass Ihr Arm beim Drehen senkrecht nach oben und nach unten (parallel zum Oberschenkel) zeigt. Die schnellste Geschwindigkeit soll Ihr Arm beim unteren Durchgang erreichen. Dann öffnen sich Ihre Gefäße, und Sie bemerken ein wohliges und warmes Kribbeln in den Fingerspitzen.

f. Atmung und Lungenfunktion

Unser Körper benötigt pro Tag 4000 bis 6000 Liter Blut, 400 Liter Sauerstoff und 300 bis 400 Gramm Glukose. Unser Körper, unsere Organe bzw. unsere Zellen (etwa 100 Billionen) sind nur funktionsfähig, wenn sie ausreichend mit Sauerstoff versorgt werden.

Täglich atmen wir 10 000 Liter Luft ein und aus. Über die Lunge (Lungenbläschen) tritt der Sauerstoff in das Blut. Dort wird er vor allen Dingen mithilfe der Blutkörperchen in die einzelnen Organe zu den entsprechenden Zellen transportiert. Es befindet sich etwa ein Liter Sauerstoff in unserem Blut. Dieser wird jedoch durch die Körperzellen dauernd dem Blut entnommen und muss deshalb stetig nachgeliefert werden. Eine gute Funktion der Lunge ist zeitlebens notwendig, um den Körper ausreichend mit Sauerstoff zu versorgen. Hier treten Funktionseinschränkungen in erster Linie bei chronischer Bronchitis und bei Asthma auf. Aber auch Rauchen und mangelndes körperliches Training lassen die Atemmuskulatur im Brustkorb und den Hauptatmungsmuskel, das Zwerchfell, »abschlaffen«. Dadurch atmen wir nicht mehr so kraftvoll durch wie in der Jugend. Viele Lungenbläschen, in denen der Luftsauerstoff in die Kapillaren (feine Haargefäße; sozusagen hauchdünne Arterien) und somit in das Blut übertritt, werden durch die oberflächliche Atmung nicht mehr geöffnet. Damit bleibt das Blut sauerstoffarm. Da es dadurch zu wenig Sauerstoff zum Herzen und zum Gehirn transportiert, werden wir müde und sind wenig leistungsfähig.

Unser Körper verbraucht ohne körperliche Anstrengung in einer Minute etwa einen Viertelliter Sauerstoff und in einem Tag etwa 400 Liter Sauerstoff. Das Herz und das Gehirn sind besonders intensive Sauerstoffverbraucher: Das Gehirn wiegt in etwa 1400 Gramm. Dies sind etwa zwei Prozent des

Gesamtkörpergewichts. Das Gehirn verbraucht etwa 70 Liter Sauerstoff am Tag. Das entspricht etwa 17,5 Prozent des gesamten Sauerstoffverbrauchs des Körpers und ist etwa die neunfache Menge, die ihm im Verhältnis zum Körpergewicht zustehen würde. Das Herz wiegt etwa 300 Gramm. Das sind 0,4 Prozent Anteil am Gesamtkörpergewicht. Es verbraucht in Ruhe etwa 35 Liter Sauerstoff am Tag. Das sind 8,75 Prozent des Gesamtsauerstoffverbrauchs des Körpers und ist etwa die 22-fache Menge, die ihm im Verhältnis zum Körpergewicht zustehen würde. Gehirn und Herz haben so gut wie keine Sauerstoffreserven. Die dauernde Zufuhr von Sauerstoff darf bei diesen beiden Organen nicht unterbrochen werden, ansonsten treten sehr schnell Funktionsstörungen auf.

Sauerstoff ist unser Lebensstoff, und die folgenden Übungen können den Sauerstoffgehalt des Blutes erhöhen:

1. *Bewegung* erhöht den Sauerstoffgehalt des Blutes.
Machen Sie einen Spaziergang in zügigem Tempo für mindestens zehn Minuten. Dabei sollten Sie noch durch die Nase einatmen können und mit Ihrem Partner ein »lockeres« Gespräch führen können. Im Vergleich zum Sitzen atmen Sie bei einem zügigen Spaziergang von zehn Minuten anstatt 25 Liter 200 Liter Luft ein, und dadurch nehmen Sie auch mehr Sauerstoff in das Blut auf. Bereits diese regelmäßige sportliche Aktivität führt zur Steigerung des Lungenvolumens, zu einer Steigerung der Muskelkraft und zur Verbesserung der Lebensqualität. Ebenfalls empfehlenswert sind Waldlauf, Fahrradfahren oder Schwimmen. Und all das macht Spaß und steigert Ihr Wohlbefinden!
Wenn es regnet
■ rennen Sie bei geöffnetem Fenster für zehn Minuten im Stand

- oder richten Sie sich in einer Minute 30- bis 50-mal aus einem Stuhl auf und setzen sich wieder hin
- oder halten Sie beide Arme senkrecht vom Körper weg und ballen in dieser Haltung die Hände etwa 100-mal, möglichst schnell, zur Faust.

2. Atmen Sie *bewusst und tief ein.*
   Atmen Sie möglichst tief aus, ballen Sie eine Hand leicht zur Faust und halten Sie diese direkt vor den Mund, sodass sich Daumen und Zeigefinger direkt vor dem Mund befinden. Nun atmen Sie so lange und so tief wie möglich durch die nur wenig geöffneten Lippen und durch die leicht geschlossene Faust ein.

3. Atmen Sie *bewusst und tief aus.*
   - *Erste Möglichkeit:* Atmen Sie möglichst tief ein, ballen Sie eine Hand zur Faust und halten Sie diese direkt vor den Mund, sodass sich Daumen und Zeigefinger direkt vor dem Mund befinden. Atmen Sie so lange wie möglich durch die leicht geschlossene Faust aus. Beim Ausatmen verspüren Sie einen leichten Widerstand durch die leicht geschlossene Faust. Ihre Wangen blasen sich leicht auf. Während des Ausatmens geben Sie einen möglichst tiefen Brummton von sich.
   - *Zweite Möglichkeit:* Atmen Sie möglichst tief ein. Durch die leicht geöffneten Lippen atmen Sie einen kleinen Luftstoß aus, die Wangen sind dabei aufgeblasen. Während des Ausatmens des kleinen Luftstoßes geben Sie einen möglichst tiefen Brummton von sich. Nach dem Ausatmen des Luftstoßes die Lippen vollständig schließen. Wiederholen Sie dies, bis die ganze eingeatmete Luft wieder ausgeatmet ist.
   - *Dritte Möglichkeit:* Blasen Sie täglich einen Luftballon morgens, mittags und abends einmal auf. Der Luftballon soll dabei jeweils über 20 Zentimeter groß werden.

Dr. A. J. Chauhan aus Manchester führte mit einer Gruppe chronischer Bronchitiker diese Übung durch. Nach zwei Monaten fühlten sich alle wohler und zeigten bessere Werte in Bezug auf die geistige Leistungsfähigkeit.

■ *Vierte Möglichkeit:* Zünden Sie eine Kerze an. Stellen Sie die Kerze in einem solchen Abstand auf den Tisch, dass es Ihnen gerade noch gelingt, die Kerze auszublasen. Der Abstand soll durch tägliches »Ausblastraining« insgesamt um drei bis fünf Zentimeter vergrößert werden.

4. Atmen Sie *bewusst und tief aus und ein.*
   Halten Sie ein- bis zweimal pro Tag so lange wie möglich die Luft an. Sie werden nun vertieft ein- und ausatmen können.

3. Training der sozialen Vitalität

Die Gerontologin Frau Prof. Dr. Ursula Lehr definiert soziales Alter in folgender Weise: »*Man fühlt sich so alt, wie man sich aufgrund der Gesellschaft oder der mitmenschlichen Umwelt einem selber gegenüber fühlt.*« Der Mensch ist ein soziales Wesen. Training der sozialen Vitalität steigert unsere Lebensfreude und somit unsere Lebensqualität.

1. Versuchen Sie, nicht weniger als zehn Bekannte zu haben, und versuchen Sie, jedes Jahr einen Bekannten dazuzugewinnen. Wenn häufige Kontakte vorhanden sind, bei denen Sie das Gefühl haben, Ihren Bekannten »nahe« zu sein, fühlen Sie sich wohler. Auch Ihre Umgebung nimmt Ihr Wohlbefinden wahr.
   Ein paar Ideen, wie Sie neue Bekannte bekommen, sind: Laden Sie Leute zu sich ein, ohne zu erwarten, dass Sie

eingeladen werden! Warten Sie mit einer Überraschung auf. Wie wäre es mit folgenden Ideen:

- Kaufen Sie sich einen Samowar, und bieten Sie daraus Tee an.
- Kaufen Sie sich eine Eismaschine, und servieren Sie selbst gemachtes Eis.
- Kaufen Sie sich einen kleinen Backofen für Brot, und bieten Sie selbst gemachtes Brot an.
- Veranstalten Sie eine »Mitbringparty«.
- Halten Sie eine klitzekleine Ansprache, und bedanken Sie sich für das Kommen.
- Führen Sie interessante Gespräche mit anderen Personen.
- Stellen Sie Fragen:
  - Was würde ich heute tun, wenn ich BundeskanzlerIn wäre?
  - Was würde ich tun, wenn heute ich eine Million Euro gewinnen würde?
  - Welche Freizeitaktivitäten führe ich morgen durch?

2. Suchen Sie sich – wenn Ihnen das liegt – eine Alters-WG und leben Sie mit Ihren Freundinnen, Freunden und Bekannten gemeinsam. Das verhindert soziale Isolation.
3. Treffen Sie sich in regelmäßigen Abständen mit Ihren Bekannten.
4. Pflegen Sie ein oder zwei Hobbys.
5. Werden Sie Mitglied in zwei Vereinen.
6. Prüfen Sie, ob Ihre Wohnung altersgerecht eingerichtet ist:
   - Sind die Teppiche rutschfest?
   - Ist die Beleuchtung ausreichend?
   - Ist die Badezimmertür breit genug für einen Rollstuhl?
7. Seien Sie Pfadfinder oder Pfadfinderin: Tun Sie jeden Tag eine gute Tat!

8. Übernehmen Sie eine kleine ehrenamtliche Tätigkeit.
Etwa 25 Prozent der über 60-jährigen Personen leisten eine Hilfe für andere, wie Enkelbetreuung oder Nachbarschaftshilfe, etwa 20 Prozent der über 50-Jährigen, 17,6 Prozent der 70- bis 79-Jährigen und 10,9 Prozent der 80-Jährigen. 70- bis 79-jährige Personen (Frauen, Männer) mit guten sozialen Beziehungen zeigten zusätzlich weniger Einbußen in diesen fünf Bereichen:

☐ Sie können schwere Objekte besser herziehen oder wegschieben.
☐ Sie können besser knien und kriechen.
☐ Sie können besser etwa fünf Kilo hochheben und tragen.
☐ Sie können besser die Arme hochheben und strecken.
☐ Sie können besser kleine Objekte beschriften und mit ihnen hantieren.

9. Freuen Sie sich über Ihre eigenen Fähigkeiten.
10. Schaffen Sie sich eventuell ein Haustier an.
Wer sich nach einem Herzinfarkt ein Haustier anschafft oder schon besitzt, hat eine 4-fach höhere Überlebenschance. In englischen Altersheimen hat man folgende Untersuchung gemacht: Den Heimbewohnern im Alter zwischen 75 und 81 Jahren wurden Wellensittiche zur Betreuung gegeben. Ihre Aufgabe war es, die Vögel täglich zu füttern, die Käfige zu reinigen, mit den Tieren zu spielen und ihnen Sprachunterricht zu geben. Diese Menschen fühlten sich bald wohler, waren vitaler und kontaktfreudiger.

Um für sich zu klären, ob Sie sozial isoliert leben, können Sie den Test im Anhang des Buches durchführen.

Zum Abschluss dieses Kapitels sei Ihnen das Gebet eines selbstironischen Seniors oder einer Seniorin, der oder die sich nicht sozial isolieren will, ans Herz gelegt. Es soll zum Schmunzeln und Nachdenken anregen. Viel Spaß dabei!

Gebet einer Seniorin oder eines Seniors
Herr, lass mich kein Griesgram sein! Herr, Du weißt bes-
ser als ich, dass ich von Tag zu Tag älter und eines Tages
alt sein werde. Bewahre mich vor der Einbildung, bei je-
der Gelegenheit und zu jedem Thema etwas sagen zu
müssen. Erlöse mich von der großen Leidenschaft, die
Angelegenheiten anderer ordnen zu wollen. Lehre mich,
nachdenklich, aber nicht grüblerisch, hilfreich, aber nicht
diktatorisch zu sein. Bei meiner ungeheuren Ansamm-
lung von Weisheit erscheint es mir zu schade, sie nicht
weiterzugeben. Aber Du verstehst, Herr, dass ich mir ein
paar Freunde erhalten möchte. Lehre mich zu schweigen
über meine Krankheiten und Beschwerden. Sie nehmen
zu, und die Lust, sie zu beschreiben, wächst von Jahr zu
Jahr. Ich wage nicht, die Gabe zu erflehen, mir Krank-
heitsschilderungen anderer mit Freude anzuhören, aber
lehre mich, sie geduldig zu ertragen. Ich wage auch nicht,
um ein besseres Gedächtnis zu bitten, nur um etwas mehr
Bescheidenheit und etwas weniger Bestimmtheit, wenn
mein Gedächtnis nicht mit dem der anderen überein-
stimmt. Lehre mich die wunderbare Weisheit, dass ich
mich irren kann. Erhalte mich so liebenswert wie mög-
lich. Ich möchte nicht unbedingt ein Heiliger sein, aber
ein alter Griesgram ist das Krönungswerk des Teufels.
Lehre mich, an anderen Menschen unerwartete Talente
zu entdecken, und verleihe mir, Herr, die schöne Gabe, sie
auch zu erwähnen.

4. Training der psychischen Vitalität

84-jährige Personen, die trainiert wurden (einmal pro Woche für fünf Wochen), persönliche positive Wünsche/Vorstellungen in Bezug auf Gesundheit und Langlebigkeit zu entwickeln, hatten im Vergleich zu einer Kontrollgruppe eine um sechs Jahre höhere Lebenszeit. Auf geht's!

1. Achten Sie auf Ihr äußeres Erscheinungsbild: Haare, Zähne, Kleidung, Schuhe. Ziehen Sie sich jeden Tag ausgehfertig an. Tragen Sie, außer zum Sport, keinen Trainingsanzug.
2. Schreiben Sie zehn Dinge in einen Kalender, welche Sie im Voraus planen. Schreiben Sie zehn Wünsche in einen Kalender, die Sie sich erfüllen möchten. Machen Sie sich einen Plan, wie und wann Sie sich diese Wünsche erfüllen werden.
3. Notieren Sie in den folgenden Zeilen, welche drei Pläne, Ziele und Wünsche Sie haben:

Im nächsten Monat

1. ....
2. ....
3. ....

Im nächsten Jahr

1. ....
2. ....
3. ....

In fünf Jahren

1. ....

2. ....

3. ....

In zehn Jahren

1. ....

2. ....

3. ....

4. Was antworten Sie, wenn Sie ein 14-jähriger Jugendlicher fragt:
   □ Was war früher das Wichtigste in Ihrem Leben?
   □ Was ist jetzt das Wichtigste in Ihrem Leben?
   □ Was wird in Zukunft das Wichtigste in Ihrem Leben sein?
   □ Was geben Sie mir für einen Ratschlag mit auf den Weg, wie ich mein Leben gestalten soll?

5. Seien Sie schon aus Überlebensgründen recht freundlich zu Ihrer Frau. Wenn Sie einmal erkrankt sind, sagt die Genesungsbeurteilung Ihrer Frau sehr genau voraus, ob Sie tatsächlich wieder gesund werden.

6. Beantworten Sie sich allein oder in einer Gesprächsrunde folgende Fragen:
   □ Was habe ich geleistet?
   □ Was habe ich erlebt?
   □ Welche Erfahrungen habe ich gemacht?
   □ Bin ich privat, beruflich, finanziell zufrieden?
   □ Mache ich mir nicht zu viel Stress?
   □ Habe ich Vertrauen in meine eigenen Fähigkeiten?
   □ Entscheide ich selbstständig, was ich noch tun möchte?

- ☐ Trainiere ich jeden Tag meinen Körper und Geist?
- ☐ Freue ich mich jeden Tag und teile ich meine Freude mit anderen Personen?
- ☐ Habe ich Vertrauen zu anderen Personen?
- ☐ Welche Ziele und Wünsche habe ich?
- ☐ Was werde ich aus meinem Leben zukünftig machen?

Vielleicht regt Sie der Glaube der Navajo-Indianer, im Alter noch aktiv sein zu können, an, sich selbst zu aktivieren. Die Navajo-Indianer sind unverdrossen in ihrem Glauben, auch das Alter meistern zu können. Sie drücken dies in folgenden Versen aus: »*Ich habe schon früher überlebt. Ich kann es jetzt wieder schaffen. Mit Unwettern, Wölfen, Bären und Weißen wurde ich fertig. Ich kann auch mit dem Alter fertig werden. Wie schlimm es auch kam, ich ging noch immer mit den Schafen hinaus. Ich mache weiter, egal, wie alt ich bin.*«

Gestalten Sie den heutigen Tag positiv. Lachen Sie, singen Sie, machen Sie eine Sache, die Ihnen Freude bereitet.

Ab dem 70. Lebensjahr benötigen Sie diese emotionalen Faktoren neben dem mentalen und körperlichen Training für Ihr seelisches Wohlbefinden.

Davon hängt auch das subjektiv gefühlte Alter ab. Im Durchschnitt liegt es zwölf Jahre unter dem kalendarischen Alter. Wer beispielweise 72 Jahre alt ist, fühlt sich im Durchschnitt wie ein 60-Jähriger. Wer sich jünger fühlt, ist in Bezug auf seine eigene Zukunft positiv eingestellt.

5. Training der geistigen/mentalen Vitalität

Bis zum 70. Lebensjahr nimmt vor allen Dingen die Geschwindigkeit, mit der Informationen verarbeitet werden, um etwa die Hälfte ab. Dadurch liegen einem viele Dinge, an die man sich im Moment erinnern will, auf der Zunge. Später, wenn wir sie nicht mehr benötigen, fallen sie einem plötzlich wieder ein. Ein regelmäßiger Hör- und Sehtest hilft, die geistigen/mentalen Funktionen zu erhalten oder zu verbessern.

Im Alter nimmt vor allen die Erwartung zu, dass das Gedächtnis schlechter wird. Dieses Vorurteil können Sie durch entsprechendes Training leicht abbauen.

1. Trainieren Sie jeden Tag mit den »Nousknackerspielen« 1 und 2 Ihre geistige Leistungsfähigkeit (www.wissiomed. de).

2. Schreiben Sie folgenden Satz so schnell wie möglich: »Wale leben im blauen Ozean.« Ihre Schreibzeit sollte zehn Sekunden oder weniger betragen. Versuchen Sie, Ihre Schreibzeit in den nächsten Wochen um zehn Prozent zu verkürzen. Sie können dafür auch andere Sätze schreiben wie z. B: »Der Affe frisst gute Bananen.« »Alle Wale leben nicht an Land.« »Dirk sah das rote Auto kommen.« »Der Mann scheint müde zu sein.«

3. Schreiben Sie jeden Tag fünf Sätze mit der Hand.

4. Schreiben Sie mit geschlossenen Augen jeden Tag fünf Sätze mit der Hand. Klemmen Sie den Kuli jeden Tag zwischen verschiedenen Fingern ein. (1. Tag: Zeigefinger-Mittelfinger rechts; 2. Tag: Mittelfinger-Ringfinger rechts usw.)

5. Schreiben Sie auf ein Blatt die Ziffern 1 bis 20. Schreiben Sie die Ziffern so schnell wie möglich. Wenn Sie 70 Jahre

alt sind, sollten Sie hierfür ca. 17 Sekunden, wenn Sie 80 Jahre alt sind, sollten Sie hierfür ca. 19 Sekunden benötigen. Versuchen Sie, Ihre Schreibzeit in den nächsten Wochen um zehn Prozent zu verkürzen.

6. Kritzeln Sie oder malen Sie (z. B. Männchen) beim Telefonieren. Ihre Lernleistung (Daten, Personennamen) erhöht sich dadurch automatisch um ca. 30 Prozent.

7. Lesen Sie jeden Tag ein langes Wort. Beispiel: *A U S G A N G S D E K O R*. Decken Sie es mit einem Blatt Papier ab. Buchstabieren Sie es rückwärts.

8. Schreiben Sie drei Worte untereinander. Beispiel: *Knauer, Drucke, Klasse*. Schließen Sie die Augen. Buchstabieren Sie jeweils die ersten, die zweiten usw. Buchstaben der entsprechenden Worte (hier: K, D, K, dann n, r, l usw.)

9. Lesen Sie jeden Tag Ihre Tageszeitung. Bevor Sie die Tageszeitung in die Hand nehmen, überlegen Sie genau, welches Datum und welchen Wochentag wir haben. Merken Sie sich die ersten vier Worte der zweiten Seite. Machen Sie eine entsprechende Handbewegung dazu. Wiederholen Sie diese Worte mit der entsprechenden Handbewegung nach ca. drei Minuten. Wiederholen Sie die Worte noch einmal, wenn Sie die Zeitung zu Ende gelesen haben. Unterhalten Sie sich über den Inhalt der Zeitung mit Bekannten.

10. Unterstreichen Sie in Ihrer Tageszeitung fünf Worte. Erzählen Sie sich mithilfe dieser Worte eine kleine Fantasiegeschichte. Machen Sie beim Erzählen die entsprechenden Handbewegungen. Versuchen Sie, sich nach zehn Minuten noch an diese Worte zu erinnern.

11. Blicken Sie für eine halbe Sekunde auf den ersten Satz Ihrer Tageszeitung. Schließen Sie die Augen. Versuchen Sie, sich zu erinnern, was Sie gesehen haben. Machen Sie Ihre Augen danach wieder nur für eine halbe Sekunde

auf. Blicken Sie in dieser Zeit wieder auf dieselbe Stelle der Tageszeitung. Nach dem Schließen der Augen versuchen Sie, sich zu erinnern, was Sie jetzt zusätzlich gesehen haben.

12. Machen Sie sich Notizen über das, was Sie am Tage lesen, mithilfe von Abkürzungen. Sprechen Sie abends über das, was Sie am Tage gelesen haben.

13. Kombinieren Sie Ihr Hirnleistungstraining immer mit Bewegungsübungen.

14. Zeichnen Sie einen Würfel mit offenen und anschließend mit geschlossenen Augen.

15. Bestücken Sie Ihre Geldbörse mit einem Zehn-Euro-Schein, einem Fünf-Euro-Schein, zwei Zwei-Euro-Stücken, einer 50-Cent-Münze, einer 20-Cent-Münze und einer 10-Cent-Münze. Holen Sie aus Ihrer Geldbörse in weniger als 45 Sekunden alle Scheine und Münzen heraus und zählen Sie sie auf dem Tisch.

16. Verteilen Sie 20 Ein-Cent-Münzen auf einem Tisch so, dass deren Abstand in etwa ihrem Durchmesser entspricht. Legen Sie als Ablage eine Untertasse bereit. Legen Sie eine Uhr mit Sekundenzeiger bereit. Greifen Sie jeweils ein Ein-Cent-Stück mit Ihren Fingerspitzen und legen Sie es in der Untertasse ab. Sie sollten für alle 20 Ein-Cent-Stücke nicht mehr als 30 Sekunden brauchen. Versuchen Sie, Ihren ersten Testwert (in Sekunden) bei der Wiederholung (einige Tage später) zu unterbieten.

17. Kaufen Sie sich in einem Schreibwarengeschäft 26 unbeschriftete Etiketten (ca. 2 x 2 cm). Beschriften Sie sie mit den Ziffern 1 bis 13 und den Buchstaben A bis M. Legen Sie diese Etiketten zufällig verteilt auf den Tisch. Danach versuchen Sie, so schnell wie möglich die Etiketten in folgender Reihenfolge in eine Linie zu legen:
1 A 2 B 3 C 4 D 5 E 6 F 7 G 8 H 9 I 10 J 11 K 12 L 13 M

Am Anfang benötigt man oft fast drei bis fünf Minuten. Versuchen Sie nach einigen Tagen, Ihren erreichten Sekundenwert (Stoppuhr benutzen) deutlich zu unterbieten.

18. Lesen Sie für etwa fünf Sekunden die Ziffern 3 7 8 4 5 9. Decken Sie sie mit einen Blatt Papier ab. Wiederholen Sie sie auswendig.

19. Lesen Sie für fünf Sekunden die Buchstaben H L U B E K. Decken Sie sie mit einem Blatt Papier ab. Wiederholen Sie sie auswendig.

20. Lesen Sie die folgende kurze Geschichte. Decken Sie den Text dann mit einem Blatt Papier ab. Wiederholen Sie die Geschichte in Ihren eigenen Worten: *Gestern ging Peter, der sieben Jahre alt ist, zur Donau, um zu fischen. Er nahm seinen Hund Prinz mit. Der Fluss war nach den starken Regengüssen der letzten vier Tage über die Ufer getreten. Peter rutschte auf dem glitschigen Lehmboden aus und fiel in das tiefe Wasser. Er wäre ertrunken, wenn ihm nicht sein Hund nachgesprungen wäre und ihm zurück an das Ufer geholfen hätte.*

21. Fertigen Sie Zeichnungen von zwei Uhren ohne Ziffern und Zeiger an. Bitte zeichnen Sie die Ziffern in die Uhren ein. Zeichnen Sie jetzt die Zeiger folgendermaßen ein: Die Zeiger sollen auf 3.05 Uhr, 5.03 Uhr, 11.55 Uhr und 5.11 Uhr zeigen. Zeichnen Sie die Ziffern mit unterschiedlichen Farbstiften und geschlossenen Augen in die Uhren ein.

22. Suchen Sie sich eine geistig befriedigende Tätigkeit. Schreiben Sie jeden Tag einen wichtigen Gedanken auf, der Sie beschäftigt.

23. Beschäftigen Sie sich mit etwas Gartenarbeit.

24. Machen Sie regelmäßig kleine Reisen.

25. Gehen Sie täglich eine Stunde spazieren.

26. Üben Sie täglich auf Ihrem Minitrampolin.
27. Führen Sie täglich einen Einbeinstand durch.
28. Gehen Sie täglich im Seiltänzergang vor- und rückwärts.

Sie bleiben offen für neue Erfahrungen, wenn Sie täglich Ihr Gehirn für 10 Minuten trainieren. Weiterhin werden Sie geistig und körperlich schneller, flexibler und Sie bekommen mehr Selbstvertrauen.

> Mit einem Test im Anhang des Buches können Sie Ihre geistige Leistungsfähigkeit selbst einschätzen.

6. Training der reflektiven Vitalität, des »Denkens über das Denken«

Im Nachdenken und Nachsinnen beleben wir unseren Geist! Finden Sie – am besten gemeinsam mit Ihren Freunden, Freundinnen und Bekannten – immer wieder neue Antworten auf beispielsweise folgende Fragen:

- ☐ Was weiß ich über das Alter?
- ☐ Was will ich wissen?
- ☐ Was will ich im nächsten Jahr neu lernen?
- ☐ Welche Denk- und Lernstrategien kenne ich, welche wähle ich aus?
- ☐ Wie kontrolliere und bewerte ich meinen Lernerfolg?
- ☐ Welche drei wichtigen Ziele habe ich?
- ☐ Welche drei Dinge will ich im Voraus planen?
- ☐ Welche drei Ziele und Wünsche habe ich?
- ☐ Über welche Dinge freue ich mich besonders?

- Was und wem will ich Gutes tun? Was würde ich noch Gutes tun, wenn ich nur noch einen Tag zu leben hätte?
- Welches Ehrenamt will ich übernehmen?
- Wen will ich nächste Woche einladen?
- Wie kann ich mein Alter managen?
- Welche Beziehungen sind mir wichtig?
- Welche eigenen Tätigkeiten sind mir wichtig?
- Wie verstehe ich den Tod?
- Möchte ich eine Lebensbegleitung bis zum Schluss? 90 Prozent aller Personen wünschen sich Lebensbegleitung bis zum Schluss; 96 Prozent wünschen sich Schmerzfreiheit; 95 Prozent möchten den letzten Lebensabschnitt zu Hause verbringen.
- Welchen Sinn gibt mir die Herausforderung, erfolgreich zu altern?
- Welche Gefühle sind mir wichtig?
- Wie verstehe ich »Scheitern« in meinem Leben aus meiner heutigen Perspektive?
- Wie verstehe ich meine persönlichen »Fehler« aus heutiger Sicht?
- Was bedeuten mir Konflikte?
- Wie verstehe ich mein Leben aus heutiger Sicht?
- Was bedeuten mir Harmonie, Freude, Freundinnen und besonnenes Genießen?
- Was bedeuten mir Religiosität, Natur, Musik, Kunst, Nachdenken, Beziehungen?

Diskutieren Sie mit Freunden über folgende Überlegungen des französischen Schriftstellers Anatole France (1844–1924): *»Ich hätte Mann und Frau nach dem Bild der Insekten geschaffen, die, nachdem sie als Raupen gelebt haben, sich in Schmetterlinge verwandeln und am Ende ihres Lebens nur die Sorge haben, zu lieben und schön zu sein. Ich hätte die Jugend ans*

Ende der menschlichen Existenz gesetzt. Manche Insekten haben nach ihrer letzten Metamorphose (Verwandlung) Flügel und keinen Magen. Sie werden in dieser geläuterten Form nur wiedergeboren, um eine Stunde zu lieben und dann zu sterben.«

7. Training der regenerativen Vitalität

50 Prozent der über 65-jährigen Personen geben an, Schlafstörungen zu haben. Personen, die zwischen sieben und neun Stunden pro Nacht schlafen, haben ein geringeres Sterberisiko als solche mit kürzeren oder längeren Schlafzeiten. Menschen mit Schlafstörungen haben ein fünffach höheres Risiko, innerhalb eines Jahres einen schweren Unfall in Haushalt, Beruf oder Verkehr zu erleiden, als Menschen mit einem gesunden Schlaf. Erholte Menschen leben länger. Doch wie erholen wir uns am besten?

☐ Lernen Sie eine gute Entspannungstechnik, z. B. in der Volkshochschule.

☐ Lernen Sie eine gute Stressverarbeitungstechnik (www.wissiomed.de: Was kann ich selbst tun, um Stress abzubauen? Die zwölf Spitzenregeln).

☐ Nehmen Sie, wenn es Ihnen möglich ist, keine Schlaftabletten. Schlaftabletten können die Krebsrate um ca. 35 Prozent und die Sterberate um ca. das Dreifache bei über 50-jährigen Personen erhöhen.

☐ Dehnen Sie ein Mittagsschläfchen nicht über 10 bis 20 Minuten aus. Sie werden sonst nur müder statt erfrischter. Schon ein kurzes Nickerchen am Tage reduziert die Vergesslichkeit.

☐ Schlafen Sie nachts auf jeden Fall mehr als fünf bis sechs

Stunden, am besten acht Stunden. Das Risiko, einen Schlaganfall zu bekommen, vermindert sich um 50 Prozent!

☐ Guter Schlaf vermindert die Vergesslichkeit und erhöht die Lernfähigkeit in jedem Alter.

☐ Guter Schlaf erhöht die Immunlage (Widerstandskraft) Ihres Körpers! Das Risiko, sich zu erkälten, ist um das 3- bis 5-Fache vermindert.

☐ Wenn Sie gut geschlafen haben, sind Ihre Handkraft und Ihre Gehgeschwindigkeit deutlich besser, als wenn Sie müde und unausgeschlafen sind.

»Menschen mit wenig Schlafbedürfnis scheinen nicht zu denjenigen zu gehören, die der Menschheit die ausgereiftesten Impulse gaben. Wer gut und ausreichend schläft, ist wahrscheinlich wacher für die Impulse der Außenwelt. Solche Menschen sind beweglicher und empfangsbereiter. Sie empfinden mehr und vielerlei. Sie lassen sich überraschen von dem ganz Anderen, von dem, was der gestrigen Vorstellung widerspricht.«
(P. Matussek, Kreativität als Chance, München 1974)

Daher speziell für Sie die himmlischen Schlafregeln: Das können Sie tun, um gut und erholsam zu schlafen!

Morgens
Nachts fallen das Herzschlagvolumen und der Sauerstoffgehalt des Blutes, besonders bei fettleibigen Personen, deutlich ab. Folgende Übungen können das ausgleichen:

1. Stehen Sie immer zur gleichen Zeit auf.
2. Rennen Sie im Stand am offenen Fenster für fünf Minuten (»Waldlauf am Fenster«). Dadurch öffnen sich die Lungenbläschen. Der Sauerstoffgehalt im Blut steigt an.

Der Kreislauf kommt in Schwung. Ein Frischegefühl im Körper zieht ein.

3. Trinken Sie ein bis zwei Tassen Rosmarintee, das regt die Wachheit an.

4. Menschen, die morgens nur schwer aus dem Bett kommen (»Eulen«), sollten bald nach dem Aufstehen nach draußen gehen und nachmittags eine Sonnenbrille tragen. Die Frühaufsteher sollten vormittags eine Sonnenbrille aufsetzen und am frühen Abend an die frische Luft gehen. Beide Gruppen, Eulen wie Frühaufsteher, halten durch diesen einfachen Trick länger durch.

Mittags

5. Erstellen Sie sich einen Tagesplan. Halten Sie regelmäßige Mahlzeiten ein.

6. Wenn Sie einen Mittagsschlaf halten, dann führen Sie ihn regelmäßig durch. Eine Siesta (»Napping«) kann die Herzinfarktquote um 30 Prozent absenken. »Nappers« haben in der Nacht weniger Schlafstörungen als Nicht-«Nappers«. Dehnen Sie Ihren Mittagsschlaf aber nicht länger als 10 bis 20 Minuten aus.

7. Trinken Sie Kaffee und Tee nur nachmittags bis 16 Uhr.

Spätnachmittag

8. Führen Sie für 20 Minuten eine dieser beiden Tätigkeiten durch: Spazierengehen oder Fahrradfahren (nicht abends!). Bewegen Sie sich so schnell, dass Sie noch durch die Nase einatmen und dass Sie sich gut mit Ihrem Partner oder Ihrer Partnerin unterhalten können. Wenn Sie länger trainieren, sollten Sie pro Stunde Bewegung einen Liter Flüssigkeit und 40 bis 60 Gramm Glukose zuführen. Aerobe Übungen (ohne dass ein Sauerstoffmangel auftritt) verkürzen die Einschlafzeit,

erhöhen die Schlafdauer und vermindern die Tagesschläfrigkeit.

9. Führen Sie einige Übungen auf dem Minitrampolin durch.

10. Verzichten Sie auf zentral erregende Medikamente, Genussmittel (Kaffee, Tee, Kakao, Schokolade, koffeinhaltige Erfrischungsgetränke) sowie Nikotin und Alkohol, insbesondere kein Sekt oder Champagner (Durchschlafstörungen) ab dem Spätnachmittag. Alkohol fördert das Einschlafen, aber er erschwert das Durchschlafen und verstärkt das Schnarchen. Koffein verlängert die Zeit, bis Sie einschlafen, und verringert die Gesamtschlafdauer. Nikotin (weniger als zwei Stunden vor dem Einschlafen) verlängert die Zeit, bis Sie einschlafen.

11. Konzentrieren Sie Ihre Flüssigkeitszufuhr auf die Vor- und die frühen Nachmittagsstunden.

12. Lernen Sie zwei Sätze aus Ihrer Tageszeitung auswendig.

Um 18.00 Uhr

13. Eiweißreich essen (z. B. Schinken, Wurst oder Fleisch) sollten Sie spätestens um 18 Uhr.

Im Winter

14. Gehen Sie möglichst jeden Tag eine Stunde spazieren. Natürliches Sonnenlicht direkt nach dem Sonnenaufgang hat 10 000 Lux; volles Sonnenlicht hat 100 000 Lux! Wenn Ihnen das nicht möglich ist, dann setzen Sie sich eine halbe Stunde bis eine Stunde vor eine Biolichtlampe (5000 bis 10 000 Lux, zwischen 10 und 12 Uhr oder 14 und 16 Uhr), die Sie in einem Sanitätshaus erwerben können. Bei 60- bis 80-jährigen Personen erhöht dies den REM-Schlaf und vermindert die nächtliche Wachheit um eine Stunde. Im direkten Vergleich ist es besser wirk-

sam als Melatonintabletten. Auch dies zeigt Ihnen, dass Sie selbst für Ihre Gesundheit sorgen können!

Eine halbe Stunde vor dem Zu-Bett-Gehen

15. Essen Sie vor dem Zu-Bett-Gehen: einen halben Apfel, ein halbes Stück Brot, einen Teelöffel Honig oder ein »Betthupferl«, und essen Sie zusätzlich eine getrocknete Aprikose, eine Banane oder etwas Bierhefe (kaliumreich).

16. Nehmen Sie abends keine schweren Mahlzeiten zu sich!

17. Trinken Sie Holundersaft oder Kirschsaft, oder essen Sie ein paar Sonnenblumenkerne (magnesiumreich).

18. Folgende Getränke haben sich am Abend als günstig erwiesen:
    - Ein Glas Milch; Melissentee: drei Beutel auf eine Tasse heißes Wasser, die Sie zehn Minuten ziehen lassen.
    - Hopfenzapfen (zerkleinert): ein gut gefüllter Teelöffel auf eine Tasse heißes Wasser, den Sie 15 Minuten ziehen lassen.
    - Baldriantee: einen Beutel auf eine Tasse heißes Wasser, den Sie zehn Minuten ziehen lassen.

19. Ein Baldrian-Vollbad kann Wunder bewirken. Entspannen Sie sich und fühlen Sie sich gut!

20. Riechen Sie an einem der folgenden ätherischen Öle: Bergamotteöl, Lavendelöl, Melissenöl, Orangenblütenöl, Jasminöl.

21. Folgende Entspannungsmethoden wirken sich günstig auf die Schlafqualität aus. Wählen Sie die Methode aus, mit der Sie am meisten Erfolg haben:
    - Autogenes Training
    - Jacobson-Entspannungstraining
    - Yoga

22. Gönnen Sie sich ab und zu eine Massage. Sie schlafen

nicht nur besser, Sie fühlen sich auch wunderbar entspannt.

23. Leichte entspannende Musik (je nach Geschmack Jazz, Klassik oder Volksmusik) eine Dreiviertelstunde vor dem Schlafengehen verbessert innerhalb von drei Wochen die Schlafqualität (bessere subjektive Schlafqualität, längere Schlafdauer, kürzere Einschlafzeit) um 35 Prozent. Weiterhin ist das Befinden tagsüber besser. Zusätzlich vermindert sich bei älteren Frauen die Anzahl der nächtlichen Aufwachphasen.

24. Schreiben Sie Ihre Träume stichpunktartig auf und schreiben Sie auch auf, welche Gefühle Sie im Traum empfunden haben.

25. Wenn Sie einschlafen, aber nicht durchschlafen, setzen Sie sich auf einen Stuhl (»Grübelstuhl«), um vor dem Schlafengehen bewusst die Ereignisse des Tages und die Aufgaben des nächsten Tages in Gedanken durchzugehen. Schreiben Sie sie auf, wenn Sie dadurch zur nötigen inneren Ruhe kommen.

26. Folgende einfache naturheilkundliche Maßnahmen können sehr hilfreich für das Einschlafen sein: ein warmes Handbad, ein ansteigendes Armbad, ein warmes Fußbad oder ein warmes Vollbad. Alternativ können Sie auch Ihre Füße für fünf Minuten auf ein Vibrationsgerät stellen. Hände und Füße müssen warm sein: Wissenschaftlich ist nachgewiesen, dass warme Fußbäder vor dem Zu-Bett-Gehen den Schlaf signifikant verbessern. Acetysalicylsäure hebt diesen Effekt wieder auf. Je später man zu Bett geht, desto wichtiger ist dieser Ratschlag, da die Körpertemperatur ein Maximum am frühen Abend und ein Minimum um drei Uhr nachts (Abfall um etwa 0,5 Grad Celsius) aufweist. Wenn Sie Sauna oder ein warmes Bad weniger als fünf Stunden vor dem Zu-Bett-

Gehen durchführen, schlafen Sie besser ein und Sie schlafen außerdem tiefer. Kalte Füße erhöhen außerdem das Erkältungsrisiko.

27. Toilette: Vor dem Schlafengehen sollten Sie unbedingt auf die Toilette gehen. Wenn Sie nachts aufwachen und auf die Toilette müssen, gehen Sie. Sie schlafen danach besser!

Im Bett

28. Ein gutes Bett ist eine Grundvoraussetzung für einen erholsamen Schlaf! Wenn Sie im Ehebett schlecht schlafen, dann schaffen Sie sich Einzelbetten an. Einteilige, mittelharte Matratzen mit verstellbarem Lattenrost sind besonders günstig. *»Wie man sich bettet, so liegt man!«* – *»Wie man sich bettet, so schläft man!«*

29. Ein schlechtes Bett beeinträchtigt den Schlaf. Achten Sie auf sich! Im Bett müssen Sie sich wohlfühlen, es muss für Sie warm genug sein: Kissen, Oberbett und Bettzeug sollten daher aus Wolle oder Baumwolle sein. Frieren Sie immer noch? Dann probieren Sie eine Ganzkörperheizdecke.

30. Sehen Sie im Bett nicht fern und schreiben Sie im Bett keine Briefe.

31. Gehen Sie nicht zu früh ins Bett.

32. Achten Sie darauf, dass Sie kein Nickerchen vor dem Fernseher machen. Kauen sie eventuell Kaugummi, um das Nickerchen zu vermeiden und die Hirndurchblutung in einigen Hirngebieten um etwa 60 Prozent zu erhöhen!

33. Gehen Sie nur ins Bett, wenn Sie müde sind. Gehen Sie eine halbe Stunde später als gewohnt ins Bett.

Im Schlafzimmer

Im Schlafzimmer müssen Sie sich so wohlfühlen, dass Sie gut schlafen können. Menschen haben verschiedene Lärm- und Lichtempfindlichkeiten. Schauen Sie, wie Sie Ihr Schlafzimmer so einrichten können, dass Sie darin optimal schlafen können. Überprüfen Sie, ob folgende Tipps auf Sie passen:

34. Achten Sie auf einen ausreichenden Lärmschutz, da ab 40 dB Geräuschpegel die REM-Phasen empfindlich gestört sind. Lärm führt zur Abnahme des Tiefschlafanteils, zur Zunahme des Leichtschlafs, zu vermehrten Wachreaktionen, zu einem Herzfrequenzanstieg und zur Verengung von Kapillaren.

35. Stellen Sie keine laut tickende Uhr auf Ihren Nachttisch, wenn es Sie stört, und drehen Sie den Wecker so, dass Sie keinen direkten Blick darauf haben.

36. Die Raumtemperatur sollte etwa 14 bis 18 Grad Celsius betragen. Höhere Raumtemperaturen vermindern den Tiefschlaf und erschweren das Durchschlafen. Niedrigere Raumtemperaturen führen zu einer leichten Unterkühlung im Tiefschlaf und können den Anteil des REM-Schlafes vermindern.

37. Entfernen Sie Ihre Tageskleidung aus dem Schlafzimmer. Der Geruch der Kleidung kann Ihren Schlaf stören.

38. Hängen Sie bei trockener Luft einen Luftbefeuchter oder ein feuchtes Tuch auf. Legen Sie ungespritzte Orangenschalen auf den Nachttisch.

Nachts

39. Schauen Sie nachts nicht auf die Uhr.

40. Legen Sie bei Einschlafstörungen versuchsweise für 10 bis 20 Minuten eine heizbare Decke auf Ihren Bauch.

41. Stehen Sie auf, wenn Sie nicht einschlafen oder nach ei-

nem nächtlichen Erwachen nicht wieder einschlafen können (etwa nach 20 bis 30 Minuten). Setzen Sie sich im Wohnzimmer hin und hören Sie leise Musik. Machen Sie dabei kein Licht. Wenn Sie sich nach einiger Zeit wieder hinlegen, schlafen Sie meist besser. Gehen Sie erst wieder ins Bett, wenn Sie unmittelbar erwarten einzuschlafen.

Am nächsten Tag

42. Wenn Sie in der Nacht vorher schlecht/kaum geschlafen haben: Stehen Sie trotzdem um 6.00 Uhr auf bzw. zu der Zeit, zu der Sie gewohnt sind aufzustehen, unabhängig von dem eigenen Befinden oder der Schlafqualität der vergangenen Nacht. Ruhen Sie sich um 12.00 Uhr und um 18.00 Uhr für jeweils 20 Minuten aus.

43. Nehmen Sie mittags oder abends ein heißes Bad (etwa 37,5 bis 38 Grad Celsius); es verhindert Wachheitseinbußen und Störungen des Gedächtnisses.

44. Gehen Sie am Tage mindestens eine halbe bis eine Stunde an die frische Luft (Sonne). Wenn Sie das nicht können, dann setzen Sie sich am Abend eine halbe bis eine Stunde vor eine Biolichtlampe.

45. Wenn Sie nachts weniger als drei Stunden geschlafen haben, sollten Sie nur mäßiges körperliches Training durchführen.

Schlafentzug ist eine der wirkungsvollsten Maßnahmen bei Schlafstörungen. Probieren Sie folgendes Rezept aus: Führen Sie bei zunehmendem nächtlichem Erwachen für zwei Wochen oder länger ein genaues Schlafprotokoll. Errechnen Sie Ihre mittlere Schlafdauer. Gehen Sie für diese von Ihnen berechnete Schlafdauer in Ihr Bett. Ist die berechnete Schlafdauer unter viereinhalb Stunden, so gehen Sie trotzdem viereinhalb Stunden in Ihr Bett. Bestimmen Sie einen genauen Zeitpunkt, zu dem Sie aufstehen. Ab diesem Zeitpunkt berechnen Sie zeitlich rückwärts Ihre Zeit, zu der Sie zu Bett gehen. Führen Sie weiterhin ein Schlafprotokoll. Beträgt Ihre Schlafzeit 85 Prozent, gehen Sie in der nächsten Nacht 15 Minuten früher zu Bett. Beträgt Ihre Schlafzeit nach einigen Nächten weiterhin 85 Prozent, gehen Sie wiederum 15 Minuten früher zu Bett. Wiederholen Sie diese Vorgehensweise (15 Minuten früher zu Bett gehen) so lange, bis Sie die für Sie ausreichende Schlafmenge erreicht haben und bis Sie 85 Prozent Ihrer »Bettzeit« im Bett schlafen.

8. Training der diätetischen Vitalität

Im antiken Griechenland meinte man mit »Diätetik« gesunde, ausgeglichene Lebensmuster. Es kam auf das maßvolle Genießen an: nicht zu viel und nicht zu wenig. Diät im Altgriechischen heißt ursprünglich »*dem Leben gemäß*«.

Folgende Bereiche sind für ausgeglichene Lebensmuster entscheidend:

1. Gehe ich genügend nach draußen, an Licht und Luft?
2. Gehe ich vernünftig mit Speise und Trank um? Esse ich nicht zu viel und nicht zu wenig? Und esse ich ausgewogen?
3. Habe ich Probleme mit bestimmten Leidenschaften (z. B. Essen)?
4. Wechseln Schlafen und Wachen bei mir in einem natürlichen Rhythmus? Habe ich intensiv über die wichtigen Dinge im Leben wie Geburt, Leben, Altern und Tod nachgedacht?
5. Wechseln bei mir das Alleinsein und das Zusammensein mit anderen Personen in einem natürlichen Rhythmus? Gehe ich in einem vernünftigen Rhythmus mit Reden, Zuhören und Schweigen um?
6. Habe ich intensiv über mein Leben mit Einschränkung bzw. Leben ohne Einschränkung nachgedacht?
7. Verbringen Sie täglich mindestens eineinhalb Stunden in der Natur, auf dem Balkon, auf der Terrasse, auf jeden Fall draußen. Gesunde Ältere setzen sich nur eine Stunde dem Sonnenlicht bzw. der natürlichen Bestrahlung (Lichtexpositionszeit) in der freien Natur aus. Jüngere Personen haben eine Lichtexpositionszeit von eineinhalb Stunden pro Tag; Alzheimer-Patienten und -Patientinnen dagegen nur von einer halben Stunde

pro Tag im Vergleich zu einer Stunde bei gesunden Älteren.

8. Trinken Sie Zitronengrastee oder Lavendeltee. Essen Sie vor einer geistigen Tätigkeit und vor einem Bewegungstraining ein Stück Vollkornbrot, eine Banane oder einen Apfel. Kohlenhydrate, die während körperlicher Übungen eingenommen werden, erhöhen die körperliche Leistungsfähigkeit. Essen Sie dasselbe etwa eine halbe Stunde vor dem Schlafengehen.

9. Es gibt Pflanzen, die die Japaner als »lebensverlängernde Pflanzen« bezeichnen. 100 Gramm pro Tag von einer dieser Pflanzen sind ausreichend. Folgende Pflanzen erfüllen diese Voraussetzungen: Chicorée, Gartenkürbis, grüner Kopfsalat, grüner Pfeffer, grüner Spargel, italienischer Brokkoli, Karotten (gekocht), Lauch, Petersilie, Reis, Weizen, Rübenblätter, Schnittlauch, Spinat, Zichorie.

10. Essen Sie möglichst gemeinsam. Nutzen Sie die Mahlzeiten zur Muße und als Gelegenheit zum Gespräch.

11. Essen Sie generell eine gesunde Mischkost mit viel Obst und Gemüse (insb. Rosenkohl, Spinat):

   ☐ Essen Sie viel Kartoffeln und Brot. Essen Sie einmal Fisch pro Woche, z. B. Makrele.

   ☐ Essen Sie täglich einen Joghurt, eine Scheibe Käse, einen Teelöffel voll Sonnenblumenkerne und trinken Sie ein Glas Milch.

   ☐ Essen Sie nicht mehr als 20 Gramm Butter pro Tag.

   ☐ Essen sie wenig Fertigkost, Käse, Wurst, Süßigkeiten.

   ☐ Essen Sie ein bis zwei Eier pro Woche.

   ☐ Verwenden Sie regelmäßig Olivenöl, Rapsöl, Leinöl, Walnussöl oder Weizenkeimöl.

   ☐ Trinken Sie zwei bis drei Liter Flüssigkeit pro Tag ohne Berücksichtigung von Kaffee, Tee, Alkohol. Zu wenig Flüssigkeit hat einen negativen Einfluss auf das schnelle Denken, das schnelle Auffassen und die Stimmungslage.

- ☐ Trinken Sie regelmäßig grünen Tee, Hibiskustee (Malventee) und Kaffee mit einigen Tropfen Kaffeesahne.
- ☐ Würzen Sie u. a. mit Cayenne-Pfeffer, Kapuzinerkresse, Koriander, Kümmel und Meerrettich.

12. Wenn Sie auf Ihrem Speiseplan regelmäßig folgende Lebensmittel stehen haben, jubiliert Ihr Immunsystem: Aprikosen, Bananen, Erdbeeren, Grünkohl, Hagebutten, Hefe, Holundersaft, Kakao, Karotten, Milch, Joghurt, Pistazienkerne, Preiselbeeren, Sojabohnen, Sonnenblumenkerne, Tomaten, Weizen, Weizenkeime, Weizenkeimöl, Zwiebeln, Knoblauch. Eines dieser Lebensmittel sollten Sie pro Tag zu sich nehmen.

9. Training der Vitalität der lebensdienlichen gegenseitigen Teilhabe

Wir sind soziale Wesen und entfalten uns in jedem Alter nur gemeinsam mit anderen!

1. Suchen Sie mit einigen wenigen Menschen, die Ihnen liegen, einen intensiven, vertrauensvollen, weiterführenden Gedankenaustausch.
2. Reisen Sie gemeinsam.
3. Überlegen Sie, ob Sie eine Alters-WG gründen wollen.
4. Lesen Sie mit einer/einem oder mehreren Bekannten folgendes Gedicht von Friedrich Hölderlin:

> *Hälfte des Lebens*
>
> *Mit gelben Birnen hänget*
> *Und voll mit wilden Rosen*

Das Land in den See,
Ihr holden Schwäne,
Und trunken von Küssen
Tunkt ihr das Haupt
Ins heilignüchterne Wasser.

Weh mir, wo nehm ich, wenn
Es Winter ist, die Blumen, und wo
Den Sonnenschein,
Und Schatten der Erde?
Die Mauern stehn
Sprachlos und kalt, im Winde
Klirren die Fahnen.

- ☐ Was bedeutet es Ihnen gemeinsam in Bezug auf das Leben, auf die Liebe, auf die Hoffnung?
- ☐ Was bedeutet es Ihnen gemeinsam in Bezug auf das Alter, auf die Jugend?
- ☐ Was bedeutet es Ihnen gemeinsam in Bezug auf die Natur, auf die Schönheit?
- ☐ Was bedeutet die sprachliche und klangliche Schönheit des Gedichts für Sie?
- ☐ Wie legen Sie gemeinsam den Begriff »heilignüchtern« aus?

5. Lesen Sie mit einer oder einem Bekannten folgendes Gedicht von Johann Wolfgang von Goethe, das in das Japanische übersetzt wurde, und versuchen Sie gemeinsam, sich darauf zu einigen, welche Gedichtfassung (Deutsch oder Rückübersetzung aus dem Japanischen) Sie mehr anspricht und warum.

Deutsch:
Über allen Wipfeln
Ist Ruh,

In allen Wipfeln
Spürest du
Kaum einen Hauch;
Die Vöglein schweigen im Walde.
Warte nur, balde
Ruhest du auch.

Rückübersetzung aus dem Japanischen:
Stille ist im Pavillon aus Jade
Krähen fliegen stumm
Zu beschneiten Kirschbäumen im Mondlicht
Ich sitze
Und weine.

6. Gehen Sie zusätzlich einmal pro Monat in ein Pflegeheim und lesen Sie einem Heimbewohner oder einer Heimbewohnerin eine kleine Geschichte vor oder gehen Sie mit ihm einen Kaffee trinken. Sie fühlen sich anschließend wahrscheinlich sehr wohl. Die gegenseitige Teilhabe ist ein entscheidendes Merkmal für die Lebensqualität im Alter. Etwa drei viertel der älteren Personen halten einen beglückenden Umgang mit vertrauten Menschen und eine erfüllte Partnerschaft für sehr wichtig.

10. Training der kulturellen und religiösen Vitalität

Zum Menschsein gehört auch die Mystik, unsere Sehnsucht nach Transzendenz, über uns selbst hinauszuwachsen, unsere Beziehung zu Gott: »*Mystik geht von der begründeten Annahme aus, dass die Wirklichkeit umfassender ist, als sie (natur)wissenschaftlich feststellbar ist. Mystik ist die Definition der Welt unter Einschluss der Existenz Gottes.*« (E. Nordhofen, Das Wort ist Fleisch geworden, Die Zeit 53, 2004)

Sich selbst loslassen zu können und Vertrauen zu haben – das ist die befreiende Erfahrung Gottes als Geheimnis der Welt, denn wir gehören nicht nur uns selbst.

Denken Sie über Religion, Religiosität und philosophische Fragestellungen mit Ihren Freundinnen, Freunden und Bekannten nach. So werden Sie erfahren, dass wir Menschen wichtiger und mehr wert sind als menschengemachte Normen. Sie werden über sich selbst hinauswachsen und so erfolgreich altern.

Folgende Gedanken können Ihnen Anregung dafür sein:

- ☐ Gott ist Liebe – liebe deinen Gott.
- ☐ Ich bin in Gott, und Gott ist in mir.
- ☐ Liebe deinen Nächsten wie dich selbst – liebet eure Feinde.
- ☐ Ich sterbe nicht, ich werde verwandelt.
- ☐ Wo gehe ich hin, wenn ich sterbe? Wo bin ich gewesen, bevor ich auf die Welt gekommen bin?
- ☐ Wenn ich gestorben bin, sind Glaube und Hoffnung aufgelöst; die Liebe jedoch nicht.

> »Ich glaube, dass trotz des offensichtlichen Unsinns das Leben dennoch einen Sinn hat. Ich ergebe mich darein, diesen letzten Sinn mit dem Verstand nicht fassen zu können, bin aber bereit, ihm zu dienen.« (Hermann Hesse)

11. Training der kreativen Vitalität

Kreativität ist das Vertrauen in die eigene Fähigkeit, Probleme mit hoher Motivation handhaben und lösen zu können, sowie die Fähigkeit, aus Problemen zu lernen (positives Feedback). Wenn Sie folgende Aussagen in Ihrem Inneren akzeptieren, lassen Sie es zu, dass Sie sich von geistigen Modellen des Maximierens, des Alleskönnens verabschieden. So werden Sie in jedem Alter zur Optimistin und zum Optimisten und können aus dem Vorhandenen das Mögliche zur Entfaltung bringen.

- Versuchen Sie, ein wenig weise zu werden, und erlauben Sie sich, jeden Tag einfach so mindestens einmal glücklich zu sein, Ihre Muße richtig zu nutzen und einem anderen etwas klitzekleines Gutes zu tun.
- Akzeptieren Sie, was und wie es ist, ohne natürlich mit allem einverstanden zu sein.
- Akzeptieren Sie, wie Sie sind, und entfalten Sie von sich, was möglich ist.
- Akzeptieren Sie, wie die anderen sind, und seien Sie ein freundlicher, lebensdienlicher Mensch.

Soziale Kreativität hat sechs Hauptmerkmale:

1. Ich bestimme über mein zukünftiges Leben (persönliche Unabhängigkeit).
2. Ich nehme die Wirklichkeit, ohne sie zu beschönigen, so wie sie ist (Annäherungsfähigkeit an die Wirklichkeit).
3. Ich kann mich auch im hohen Alter weiterentwickeln, wenn ich mir Freiräume schaffe und unkonventionell bin (Dominanz). Auch wenn alle sagen, dass ich verrückt bin, gehe ich auf eine Weltreise oder ziehe in eine WG ..., weil es Spaß macht!

4. Ich fühle, dass eine gute Zeit für mich noch kommt, in der ich anderen auch Gutes tun kann (hohes Selbstwertgefühl).

5. Ich halte mich körperlich und geistig fit, weil ich glaube, dass jeder Mensch in seinem Leben Aufgaben erfüllen soll, zu denen er möglichst viel selbst beitragen kann (hohe kreative Fähigkeiten in Bezug auf Kognition).

6. Ich kann immer wieder neuen Sinn finden im Leben.

Kreative Menschen leben länger und sind glücklicher. Folgende Texte können Sie zu geistiger Kreativität anregen:

»Die Fähigkeit, zur Neudefinition von Lebenssinn im Alter zu gelangen, auch wenn körperliche und soziale Einschränkungen viel oder die meisten der früheren Wege der Sinngebung, d.h. eines befriedigenden Lebens, eliminieren, kann als Weisheit bezeichnet werden.«

»Im Alter lenkt auch die Kunst, Kompromisse schließen sowie die Möglichkeiten und Grenzen körperlichen Erlebens aufspüren, nutzen und respektieren zu können, die Bewertung des Wohlbefindens in besonderem Maße.« Ein Auszug aus dem Tagebuch eines 72-jährigen Gärtners soll dies verdeutlichen: *»Habe mir ein kurzes Mittagsschläfchen gegönnt, wunderbar erfrischt aufgewacht, bewundere staunend die Vollkommenheit des rankenden Efeus in meinem Zimmer. Aus einer Kette von Kleinigkeiten ist unser Leben zusammengesetzt. Wir bemerken es nur nicht, weil wir mit ›großen Dingen‹ beschäftigt sind, die uns vordergründig fordern, uns aber innerlich nicht berühren.«*

Oder lesen Sie langsam folgendes Gedicht von Norbert Elias:

Los der Menschen

Ein wenig stirbt man Tag für Tag und fasst es nicht

...

Und wie Geburt und Tod ist Gegenwart

...

Indessen innen noch Knospen stehen und Neues harrt.

Hier schimmert die Lebensweisheit des Alters auf: Fragen nach dem Sinn des Lebens, nach der Lebensplanung, nach der Lebensdeutung, nach der Lebensführung. Doch zeigt dieses Beispiel auch, wie eng körperliches und seelisches Wohlbefinden ineinanderwirken und psychische Komponenten die physischen kompensieren können. Es zeigt uns, dass wir besonders im ganz Alltäglichen Glückserfahrungen machen und Lebenszufriedenheit aufbauen.

Hat hier eine geistig-spirituelle Entfaltung mit dem den Menschen eigenen Glück zu tun, fähig zu sein zum Nachdenken, zum Umdenken, zum Neubedenken, zur gemeinschaftlichen Entfaltung bisher nie gedachter bzw. beachteter Gedanken?

Ist diese spirituelle Fähigkeit verbunden mit einem dankbar machenden Glück, diese Wegstrecke des Denkens und Empfindens bewusst erleben zu dürfen?

Lesen Sie gemeinsam mit Ihren Freunden und Freundinnen ein paar Gedanken von einem der schönsten Gedichte von Hermann Hesse, lassen Sie sie einfach einige Augenblicke auf sich wirken und sinnieren und diskutieren Sie anschließend ein wenig darüber.

Wie jede Blüte welkt und jede Jugend
Dem Alter weicht, blüht jede Lebensstufe
…

Es muss das Herz bei jedem Lebensrufe
Bereit zum Abschied sein und Neubeginne
…

Wir wollen heiter Raum um Raum durchschreiten,
An keinem wie an einer Heimat hängen
…

Des Lebens Ruf an uns wird niemals enden …
Wohlan denn, Herz, nimm Abschied und gesunde!

Glück scheint hier ein angenommenes Hingegebensein zu bedeuten. Glück, das zeigen diese markanten Zeilen, ist gleichermaßen etwas Aktuelles und Geschichtliches, Geschichtenhaftes. Aktuell ist es immer nur für einen umschriebenen Zeitraum verfügbar.

Geschichtlich und geschichtenhaft zeigt es seine Wirkung vor allem im lebensdienlichen Handeln und Nachdenken.

Diese zeitübergreifende Wirkmächtigkeit kann auf allen Ebenen des menschlichen Daseins angesiedelt sein, sei es auf der biologischen, psychischen, sozialen, geistig-mentalen, spirituellen oder kommunikativen Ebene.

Anhang

Checklisten

Immerhin können 40 Prozent der Hundertjährigen sich noch selbstständig an- und auskleiden, sich selbstständig ins Bett legen, selbstständig zur Toilette gehen, selbstständig baden oder duschen.

In den folgenden Checklisten haben wir Ihnen einen einfachen Überblick zu wichtigen Themen des erfolgreichen Alterns zusammengestellt.

a. »Erfolgreiche« Langlebigkeit

- Sie haben ein einfaches und arbeitsreiches Leben geführt.
- Sie haben regelmäßige, mäßige körperliche Anstrengungen durchgeführt.
- Sie haben nur mittleren Stress für sich zugelassen.
- Sie haben Freude an Arbeit und Muße.
- Sie haben einen regelmäßigen Schlaf.
- Sie haben wenig oder gar nicht geraucht.
- Sie haben regelmäßig, aber mäßig Alkohol (z. B. einen Viertelliter Wein pro Tag) getrunken.
- Sie waren und sind Ihr ganzes Leben neugierig auf andere Personen und auf neue Dinge und Ereignisse.
- Sie besitzen ein positives Selbstkonzept (»*Ich mache das*

Beste aus meinem Leben; das Leben hat noch einen Sinn; ich habe Hoffnung, das eigene Leben ist nützlich; ich will noch einige wichtige Dinge erreichen.«)

- Sie hatten das Gefühl, verletzbar, aber nicht besiegbar zu sein.
- Sie haben das subjektive Gefühl des Gesundseins.
- Sie haben finanziell keine Sorgen.
- Sie haben Ihre Mahlzeiten meistens regelmäßig und zusammen mit anderen eingenommen.
- Sie haben viel Obst und Gemüse gegessen.
- Das Essen war meistens ein schmackhaftes Essen, das Sie bewusst genossen haben.
- Sie haben Ihre Mahlzeiten als bewusste Pausen gestaltet und als eine gute Gelegenheit zum genussvollen Gespräch genutzt.

> Es besteht keine Beziehung zwischen erfolgreichem Altern und regelmäßigen Arztkontakten!

Wenn Sie lange erfolgreich leben wollen, achten Sie darauf, dass Sie folgende einfache und komplizierte Tätigkeiten des täglichen Lebens bis ins hohe Alter selbstständig durchführen können:

b. Einfache Aktivitäten des täglichen Lebens

Sie haben keine Schwierigkeiten
- beim Baden und den Baderaum zu erreichen
- beim Anziehen
- beim Essen

- bei Benutzung der Toilette und die Toilette zu erreichen
- beim Ins-Bett-Gehen, Ausziehen und Aus-dem-Bett-Aufstehen
- beim Im-Haus-Herumgehen
- beim Hinsetzen auf einen Stuhl und Aufstehen von einem Stuhl
- beim Gehen quer durch einen Raum
- beim Verlassen des Hauses

c. Komplizierte Aktivitäten des täglichen Lebens

Sie haben keine Schwierigkeiten
- Ihre eigenen Mahlzeiten vorzubereiten
- beim einfachen Einkaufen Ihren eigenen Wagen zu fahren, persönliche Dinge oder Dinge für den Haushalt einzukaufen
- ein Standardtelefon zu benutzen, einen Telefonhörer abzunehmen und zu sprechen
- eine Rücksprechanlage (Tür) zu benutzen
- Arzneimittel nach Vorschrift einzunehmen
- Geldangelegenheiten zu regeln
- leichte und anstrengende Hausarbeiten zu erledigen

d. Persönliches Sturzrisiko

Wenn Sie Ihr persönliches Sturzrisiko abschätzen wollen, führen Sie folgenden einfachen Test durch:

Sie gehen so schnell wie möglich eine Strecke von genau vier Metern. Die Zeit wird von Ihrem Partner oder ihrer Partnerin mit einer Stoppuhr gemessen. Danach gehen Sie die Strecke von vier Metern noch einmal. Während des Gehens ziehen Sie gleichzeitig von 100 die Zahl 3 fortlaufend ab und sprechen die Ergebnisse laut aus (100, 97 usw.). Die Zeit wird wieder von Ihrem Partner gemessen.

Sinkt dabei Ihre Gehgeschwindigkeit im Vergleich zum ersten Gehtest weniger als ein Fünftel ab, so liegt bei Ihnen normalerweise kein erhöhtes Sturzrisiko vor.

Fragebögen

a. Fragebogen für Langlebige

Die Fragen beziehen sich alle auf Ihre jetzige Lebensphase. Viele *Ja*-Antworten bedeuten, dass Sie gute Aussichten haben, ein langes und erfülltes Leben zu führen. Wenn Sie ein gutes Leben gelebt haben und ohne Angst in die Zukunft schauen, ist die Chance, lange unabhängig zu leben, besonders hoch.

	Ja	*Nein*	*Es geht so*
Wechseln Sie regelmäßig ab zwischen Arbeit und Muße?			
Haben Sie Humor?			
Teilen Sie sich Ihren Tag ein?			
Ist Ihre Einstellung eher optimistisch und froh?			
Haben Sie eine Ausbildung abgeschlossen?			
Arbeiten Sie gerne?			
Arbeiten Sie jeden Tag ein klein wenig?			
Fühlen Sie sich wohl?			
Können Sie die Dinge tun, die Sie sich vornehmen?			

	Ja	Nein	Es geht so
Sind Sie neugierig, neue Dinge zu lernen?			
Haben Sie Zugang zu Internet und E-Mail?			
Haben Sie einige Wünsche, die Sie sich unbedingt noch erfüllen wollen?			
Sind Sie einigermaßen ausgeglichen?			
Können Sie Stress gut verarbeiten?			
Sind Sie sparsam?			
Sind Sie diszipliniert?			
Sind Sie beharrlich, zielstrebig?			
Sind Sie genau?			
Würden Sie sich als verantwortungsvoll bezeichnen?			
Können Sie gut abschalten?			
Reisen Sie gerne?			
Ist die heutige Welt für Sie spannend?			

	Ja	Nein	Es geht so
Bewerten Sie Ihr bisheriges Leben als überwiegend positiv?			
Sind Sie zufrieden mit dem, was Sie bisher geleistet haben?			
Lesen Sie die Tageszeitung und diskutieren Sie gerne über aktuelle Themen?			
Fühlen Sie sich gesund?			
Pflegen Sie ein Hobby?			
Engagieren Sie sich ehrenamtlich?			
Gehen Sie immer zur selben Zeit schlafen und stehen Sie immer in etwa zur selben Zeit auf?			
Wandern Sie gerne etwa eine halbe bis eine Stunde pro Tag?			
Fahren Sie gerne Fahrrad?			
Können Sie Tai-Chi oder Yoga?			

	Ja	Nein	Es geht so
Können Sie mit offenen Augen für eine halbe Minute auf einem Bein stehen?			
Können Sie eine Tasse Tee ($^3/_4$ gefüllt) 10 Meter weit tragen, ohne Ihre Schrittlänge und Ganggeschwindigkeit zu ändern? Ihr Partner soll über diesen Erfolg entscheiden.			
Können Sie sich beim Spazierengehen unterhalten, ohne stehen zu bleiben? Können Sie beim Gehen mit einem Handy telefonieren, ohne Ihre Schrittlänge und Gehgeschwindigkeit zu ändern? Ihr Partner oder Ihre Partnerin soll über diesen Erfolg entscheiden.			
Können Sie sich in einer Minute aus einem Sessel ohne Lehnen 30-mal schnell aufrichten und wieder hinsetzen, ohne sich mit den Händen abzustützen?			

	Ja	Nein	Es geht so
Haben Sie schon einmal Übungen mit einem Theraband durchgeführt?			
Genießen Sie Ihr Mittag- und Abendessen?			
Essen Sie gerne gemeinsam mit anderen?			
Essen Sie viel Obst und Gemüse, möglichst fünfmal am Tag?			
Essen Sie viel Kartoffeln und Brot?			
Essen Sie täglich einen Joghurt und eine Scheibe Käse?			
Trinken Sie jeden Tag ein Glas Milch?			
Essen Sie wenig Fertigkost, Käse, Wurst und Süßigkeiten?			
Essen Sie nicht mehr als 20 Gramm Butter pro Tag?			
Verwenden Sie regelmäßig Olivenöl oder Rapsöl oder Leinöl oder Walnussöl oder Weizenkeimöl?			

	Ja	*Nein*	*Es geht so*
Essen Sie wöchentlich einmal Fisch?			
Essen Sie ein bis zwei Eier pro Woche?			
Lassen Sie öfter eine Mahlzeit ausfallen?			
Trinken Sie täglich etwa zwei bis zweieinhalb Liter Flüssigkeit, ohne Berücksichtigung von Kaffee, Tee und Alkohol?			
Fühlen Sie sich wohl in Ihrer Familie?			
Fühlen Sie sich wohl in Ihrem Ort, mit Ihren Nachbarn und in Ihrem Verein?			
Fühlen Sie sich wohl in Ihrer Wohnung?			
Kommen Sie mit Ihrer Rente/Pension gut aus?			
Fühlen Sie sich unabhängig?			
Können Sie auf Anhieb drei Wünsche nennen, die Sie sich im nächsten Jahr erfüllen möchten?			

	Ja	Nein	Es geht so
Vertrauen Sie mehr auf Ihre eigenen geistigen Fähigkeiten als auf Glück?			
Haben Sie viele Erfahrungen in Ihrem Leben sammeln können?			
Sind Sie neuen Dingen gegenüber aufgeschlossen?			
Schauen Sie ohne Angst in die Zukunft?			
Freuen Sie sich, neue Bekannte, Freundinnen und Freunde kennenzulernen?			
Fühlen Sie sich als wertvoller Mensch?			
Überlegen Sie, bevor Sie handeln bzw. entscheiden?			

b. Fragebogen zu möglichen Voralterungsrisiken

Alle nachfolgenden Fragen, die Sie mit *Ja* oder mit *Es geht so*
beantworten, deuten auf mögliche Voralterungsrisiken hin.

Biologischer Bereich

	Ja	Nein	Es geht so
Haben Sie einen Tagesrhythmus, der Erholungsphasen verhindert (z. B. Schichtarbeit, Straßenbahnführer)?			
Treiben Sie extrem anstrengende Sportarten (z. B. 20 Kilometer Langlauf, Marathonlauf)?			
Sitzen Sie am Tag zu lange, ohne sich ausreichend zu bewegen?			
Leiden Sie unter einer Zuckerkrankheit?			
Leiden Sie unter zu dickem Blut?			
Leiden Sie unter den Folgen eines Schlaganfalles?			
Leiden Sie unter einer Leberschrumpfung?			

	Ja	Nein	Es geht so
Rauchen Sie oder haben Sie bis vor zehn Jahren geraucht?			
Trinken Sie zu viel Alkohol (mehr als ¼ Liter Wein oder zwei Gläser Bier pro Tag)?			

Psychisch/geistiger Bereich

	Ja	Nein	Es geht so
Haben Sie das Gefühl, die glücklichste Zeit vor dem 30. Lebensjahr erlebt zu haben?			
Sind Sie unzufrieden mit Ihrem Beruf?			
War Ihr Leben bisher freudlos?			
Haben Sie das Gefühl, alt zu sein?			
Sind Sie unglücklich über das Leben, das Sie führen?			
Haben Sie keinen Sinn mehr für Humor?			
Haben Sie kein Interesse am Erlernen von Neuem?			

	Ja	Nein	*Es geht so*
Können Sie nicht aus Ihren Fehlern lernen?			
Haben Sie das Gefühl, Sie seien kein wertvoller Mensch?			

Sozialer Bereich

	Ja	Nein	*Es geht so*
Ist Ihre Arbeit langweilig, monoton?			
Fühlen Sie sich in Ihren Entscheidungen eingeengt?			
Fühlen Sie sich alleine am wohlsten?			
Haben Sie viele Bekanntschaften in der letzten Zeit nicht mehr gepflegt?			
Sind Sie in keinem Verein?			
Fühlen Sie sich dauernd unter Termindruck?			
Haben Sie keine Gruppe, mit der Sie sich regelmäßig treffen und Gespräche führen?			

Um Vorurteile gegen das Alter und Voralterungsrisiken abzubauen, sollten Sie sich zu zweit oder in einer Gruppe zu-
sammensetzen und folgende Fragen beantworten:

- Kennen Sie alte Menschen? Gaben Ihnen diese Menschen
  etwas mit auf Ihren Lebensweg (z. B. Vorbilder, Rat-
  schläge, Interessenanstöße)
- Welche Beziehung hatten Sie früher zu älteren Menschen?
- Welche Beziehung haben Sie jetzt zu älteren Menschen?
- Welche Besonderheiten haben Sie an erfolgreich gealter-
  ten Menschen beobachtet?
- Wie wollen Sie selbst sein, wenn Sie zehn Jahre älter sind?
- Welche drei Dinge sind Ihnen zukünftig die wichtigsten?
- Gehen Sie auf junge Menschen zu?
- Bieten Sie Ihre Hilfe jungen Menschen an (z. B. Kindergar-
  ten, Spielplatz, Nachhilfe)?

Tests

Mit diesen einfachen Tests können Sie überprüfen, ob Sie Zutrauen zu Ihren eigenen Fähigkeiten haben.

Zutrauenstest 1

Ich traue mir etwas zu! Sie trauen sich etwas zu, wenn Sie folgende Fragen aus tiefer innerer Überzeugung mit einem *Ja* beantworten können:

	Ja	*Nein*	*Es geht so*
Wollen Sie Verantwortung für das eigene Leben übernehmen? (Sinn)			
Haben Sie Aufgaben, die Sie als positive Herausforderung erleben? (Verstehen)			
Gestalten Sie Ihr eigenes Leben selbst?			
Fühlen Sie sich gut, wenn Sie daran denken, was Sie in der Vergangenheit bewirkt haben?			
Verwirklichen Sie Ihre Ziele und Werte? (Sinn)			
Freuen Sie sich darauf, was Sie in Zukunft tun werden?			

Diese Faktoren hängen in sich und für Ihre Lebensgestaltung (sinnorientierte Lebensführung) auf das Engste zusammen. Sie werden auch als zusammenhängender Lebenssinn oder Kohärenzsinn bezeichnet. Das erfolgreiche Altern wird von ihnen sehr stark beeinflusst. Diese Überzeugung, selbst etwas für das erfolgreiche Alter und Altern tun zu können, erhöht zusätzlich die geistige Leistungsfähigkeit im Alter.

Die Chancen, Ihre geistige Leistungsfähigkeit bis ins hohe Alter zu bewahren und lange zu leben, stehen gut, wenn Sie die Fragen mit *Ja* beantwortet haben. Dadurch sind und bleiben Sie kompetent und leben länger.

Zutrauenstest 2

Ich traue mir etwas zu! Sie können sich weiterhin körperlich und geistig etwas zutrauen und Sie haben eine höhere Lebenserwartung, wenn Sie folgende Aussagen *bejahen* können:

	Ja	*Nein*	*Es geht so*
Ich bin locker und entspannt gegenüber dem eigenen Alter und fühle mich herausgefordert, mein Alter selbst in die Hand zu nehmen!			
Kleinigkeiten stören mich dieses Jahr nicht mehr!			
Ich habe so viel Schwung, wie ich letztes Jahr hatte!			

	Ja	Nein	Es geht so
Ich denke keinesfalls: Wenn du älter wirst, wirst du weniger nützlich!			
Ich bin jetzt so glücklich, wie ich in jüngeren Jahren war!			
Ich bin locker und entspannt, wenn ich das Wort *Einsamkeit* höre!			
Ich sehe meine Verwandten, Freundinnen und Freunde oft genug!			
Im Alter sind Dinge besser, als ich dachte, dass sie wären!			

Sie können sich weiterhin körperlich und geistig etwas zutrauen und Sie haben eine höhere Lebenserwartung, wenn Sie folgende Aussagen *verneinen* können.

	Ja	Nein	Es geht so
Ich fürchte mich vor vielen Dingen.			
Ich werde leichter missgelaunt als früher.			
Ich nehme Dinge schwer.			
Ich gerate leicht aus der Fassung.			
Dinge werden mit meinem zunehmenden Alter schwerer.			
Ich fühle mich häufig einsam.			
Ich empfinde manchmal, dass das Leben nicht lebenswert sei.			
Das Leben ist meistens schwer für mich.			
Ich bin meist unzufrieden mit meinem Leben.			
Es gibt eine Menge Dinge, über die ich traurig bin.			
Im Alter sind Dinge schlechter, als ich dachte, dass sie wären.			

Zutrauenstest 3

Sie können sich weiterhin körperlich und geistig viel in Bezug auf Unabhängigkeit zutrauen, wenn Sie folgende Fragen mit *Nein* beantworten können:

	Ja	Nein	Es geht so
Haben Sie Schwierigkeiten, längere Zeit zu stehen?			
Haben Sie Schwierigkeiten, Gegenstände von etwa 5 kg zu heben oder zu tragen?			
Haben Sie Schwierigkeiten, Treppen auf- und abzugehen?			
Haben Sie Schwierigkeiten zu gehen?			
Haben Sie Schwierigkeiten, sich zu beugen, zu bücken, zu knien?			
Haben Sie Schwierigkeiten, Ihre Finger zu benutzen?			
Haben Sie Schwierigkeiten, mit einem Arm oder beiden Armen jemandem etwas zu reichen?			

	Ja	Nein	Es geht so
Haben Sie eine Nervosität, eine innere Gespanntheit, eine Ängstlichkeit oder eine Depression?			
Haben Sie Einschlaf- und Durchschlafprobleme?			
Haben Sie vermehrt kalte und verschwitzte oder klebrige Hände?			
Haben Sie einen schnellen Herzschlag ohne entsprechende körperliche Anstrengung?			
Haben Sie Schmerzen oder Schwellungen?			
Leiden Sie an Schwächezuständen, Schwindel oder einem allgemeinen Krankheitsgefühl?			
Leiden Sie an Kurzatmigkeit oder Atemnot ohne entsprechende körperliche Anstrengung?			

Mobilitätstest:
Selbstbeurteilung und Leistungsbeurteilung
Alle Antworten mit *Ja* sind gut für Ihre Mobilität.

Je schneller Sie gehen, desto besser ist es um Ihre körperliche Unabhängigkeit (Toilette, sitzen, aufstehen, baden, duschen, Treppen steigen, im Freien alleine gehen) im Alter bestellt. Wenn Sie zweimal pro Woche leichte aerobe Übungen (Gehen, Balancieren, Ballspiele) durchführen, verbessern Sie ihre Beweglichkeit, Balance und Gehgeschwindigkeit um etwa 30 Prozent!

	Ja	*Nein*	*Es geht so*
Können Sie von einem Stuhl ohne Armlehne ohne weitere Hilfe aufstehen?			
Stehen Sie nach dem Aufstehen sicher, ohne weitere Hilfen, für zwei Minuten auf beiden Beinen mit geschlossenen Füßen?			
Schließen Sie, wenn Sie aufrecht stehen, die Augen. Stehen Sie dabei für zehn Sekunden sicher?			

	Ja	Nein	Es geht so
Drehen Sie sich, wenn Sie aufrecht stehen, einmal um Ihre eigene Achse (360 Grad). Führen Sie diese Bewegung flüssig und harmonisch durch, ohne sich festhalten zu müssen?			
Können Sie zu beiden Seiten nach hinten schauen? Verlieren Sie dabei nicht das Gleichgewicht?			
Lassen Sie sich dreimal hintereinander leicht gegen die Brust stoßen. Bleiben Sie dabei sicher stehen? Entwickeln Sie mit dem Oberkörper einen leichten Gegendruck (Widerstand) gegen den Stoß?			
Können Sie sich sicher, ohne »hinzuplumpsen«, in einer fließenden Bewegung hinsetzen?			
Können Sie, wenn Sie sich innerlich den Befehl *gehen!* geben, ohne Zögern beginnen zu gehen?			

	Ja	Nein	Es geht so
Wenn Sie gehen: Lösen Sie nacheinander beide Füße, ohne zu schlurfen, vollständig vom Boden?			
Ist beim Gehen Ihre Schrittlänge größer als Ihre Fußgröße?			
Ist Ihre Schrittlänge rechts und links gleich?			
Wenn Sie einen Fuß absetzen, heben Sie automatisch ohne Pause den anderen Fuß an?			
Stellen Sie sich einen geraden Strich von etwa zwei bis drei Meter Länge vor. Können Sie auf diesem gedachten Strich entlanggehen, ohne zu wanken, ohne abzuweichen und ohne Gehhilfen?			
Halten Sie beim Gehen Ihre Wirbelsäule und Ihre Knie gerade und rudern Sie nicht mit den Armen?			
Berühren sich Ihre Füße beim Gehen beinahe?			

	Ja	Nein	Es geht so
Benötigen Sie als 75-Jähriger weniger als zehn Sekunden, um von einem Stuhl (normale Sitzhöhe) aufzustehen, drei Meter weit zu gehen, danach zum Stuhl zurückzugehen und sich anschließend wieder auf den Stuhl zu setzen?			
Benötigen Sie als 80-Jähriger weniger als 20 Sekunden, um von einem Stuhl (normale Sitzhöhe) aufzustehen, drei Meter weit zu gehen, danach zum Stuhl zurückzugehen und sich anschließend wieder auf den Stuhl zu setzen?			
Können Sie im Sitzen nach einem Lineal greifen, das ca. 30 cm entfernt gehalten wird?			
Können Sie im Stehen nach einem Lineal greifen, das ca. 30 cm entfernt gehalten wird?			
Können Sie eine Hantel von 5 kg hochheben?			

	Ja	Nein	Es geht so
Können Sie einen Kugelschreiber sicher und ohne Schwierigkeiten vom Boden aufheben?			
Können Sie nach maximaler Gehgeschwindigkeit plötzlich anhalten?			
Können Sie sich bücken, in die Hocke gehen, auf dem Boden kriechen?			
Können Sie über eine Schuhschachtel steigen?			
Können Sie eine Treppe nach oben steigen? (mindestens zehn Treppenstufen)			
Können Sie eine Treppe nach unten steigen? (mindestens zehn Treppenstufen)			
Können Sie im Stand acht Tritte in 20 Sekunden durchführen?			
Können Sie einen Fuß vor den anderen stellen und diese Stellung für etwa 30 Sekunden beibehalten?			

	Ja	*Nein*	*Es geht so*
Können Sie abwechselnd einen Fuß vor den anderen stellen (»Gänsemarsch«, Tandemgang) und so sechs Meter gehen?			
Haben Sie in der letzten Woche Ihre unmittelbare Umgebung verlassen, um zum Beispiel einkaufen zu gehen, Freunde zu besuchen, einen Ausflug zu machen, zu wandern?			

Test für Bewegungsschnelligkeit von großen Muskeln im Alter von etwa 65 Jahren

Wenn Sie innerhalb der angegebenen Zeit die aufgeführten Übungen durchführen können, gratulieren wir Ihnen zu Ihrer Fitness in Bezug auf die Schnelligkeit bei sogenannten grobmotorischen Übungen. Viele *Ja*-Antworten weisen auf eine gute Fitness in diesem Bereich hin.

	Ja	*Nein*	*Es geht so*
Können Sie innerhalb von zwei Sekunden vom Sitzen aufstehen?			
Können Sie innerhalb von drei Sekunden beginnen, aus einem Glas zu trinken?			

	Ja	Nein	Es geht so
Können Sie innerhalb von fünf Sekunden eine Tür öffnen und hindurchgehen?			
Können Sie innerhalb von sechs Sekunden einen Gegenstand durch ein normal großes Zimmer tragen?			
Können Sie innerhalb von elf Sekunden Nahrung auf einen Löffel schöpfen?			
Können Sie innerhalb von 13 Sekunden Flüssigkeit auf einen Löffel schöpfen?			
Können Sie innerhalb von 16 Sekunden Nahrung auf eine Gabel transportieren?			
Können Sie innerhalb von 21 Sekunden Handschuhe anziehen?			
Können Sie innerhalb von 27 Sekunden ein Jackett anziehen?			
Können Sie innerhalb von 86 Sekunden ein Oberhemd anziehen und die Knöpfe zuknöpfen?			

Test für Bewegungsschnelligkeit von kleinen Muskeln im Alter von etwa 65 Jahren

Wenn Sie innerhalb der angegebenen Zeit die aufgeführten Übungen durchführen können (*Ja*-Antworten), gratulieren wir Ihnen zu Ihrer Fitness bei feinmotorischen Übungen.

	Ja	*Nein*	*Es geht so*
Können Sie innerhalb von drei Sekunden beginnen, aus einem Glas zu trinken?			
Können Sie innerhalb von acht Sekunden zwei Geldmünzen nacheinander aufheben?			
Können Sie innerhalb von elf Sekunden Nahrung auf einen Löffel schöpfen?			
Können Sie innerhalb von 13 Sekunden Flüssigkeit auf einen Löffel schöpfen?			
Können Sie innerhalb von 13 Sekunden einen Schlüssel in ein Schlüsselloch stecken und aufschließen?			
Können Sie innerhalb von 16 Sekunden einen Brief falten und in einen Schutzumschlag stecken?			

	Ja	Nein	Es geht so
Können Sie innerhalb von 16 Sekunden Nahrung auf einer Gabel vom Teller zum Mund transportieren?			
Können Sie innerhalb von 21 Sekunden Handschuhe anziehen?			
Können Sie innerhalb von 32 Sekunden beginnen, mit einer Schere z. B. Papier zu schneiden?			
Können Sie innerhalb von 35 Sekunden eine Schutzhülle entfernen?			
Können Sie innerhalb von 45 Sekunden Manschettenknöpfe am Hemdärmel anbringen (so Sie so etwas besitzen)?			

Test für aerobe Ausdauer

Durchführung

Die individuelle Kniebeugehöhe bei aufrechtem Stand befindet sich bei Ihnen in der Mitte der Strecke zwischen der Mitte der Kniescheibe und Hüfthöhe (Darmbeinkamm). Markieren Sie diesen Punkt an der Wand. Beugen Sie Ihre Knie, bis Sie mit der Hüfte etwa auf der Höhe dieses Punktes angekommen sind. Dann haben Sie eine optimale Kniebeugung erreicht. Sie drücken eine Stoppuhr. Der Test ist nach zwei Minuten vorüber. Sie beginnen, das rechte und dann das linke Knie abwechselnd auf der Stelle zu beugen. Sie beginnen mit dem rechten Bein, dann mit dem linken Bein, dann wieder mit dem rechten Bein usw., das Knie zu beugen (nicht im Stand zu rennen). Sie versuchen, so oft wie möglich innerhalb von zwei Minuten abwechselnd die vorgeschriebene Kniebeugung durchzuführen. Sie zählen die Kniebeugungen des rechten Knies, die die vorgeschriebene Höhe erreichen. Sie können Ihre Hand auf einen in unmittelbarer Nähe sich befindlichen Tisch legen, wenn Sie das Gefühl haben, die Balance so besser halten zu können. Sie üben einen Tag vor dem Test den gesamten Ablauf einmal durch. Am Ende des Tests laufen Sie langsam eine Minute herum, um sich abzukühlen.

Punktewertung
Schreiben Sie auf, wie viele Kniebeugen Sie in den zwei Minuten geschafft haben. Wenn sie die folgende Anzahl erreichen, ist Ihre körperliche Ausdauer gut:

Alter	*Frauen*	*Männer*
60–64	ca. 90 Kniebeugen	ca. 100 Kniebeugen
65–69	ca. 90 Kniebeugen	ca. 100 Kniebeugen
70–74	ca. 85 Kniebeugen	ca. 95 Kniebeugen
75–79	ca. 85 Kniebeugen	ca. 90 Kniebeugen
80–84	ca. 75 Kniebeugen	ca. 85 Kniebeugen
85–89	ca. 70 Kniebeugen	ca. 75 Kniebeugen
90–94	ca. 60 Kniebeugen	ca. 70 Kniebeugen

Test der Armkraft

Die Funktionen der oberen Körperhälfte (Armkraft, Ausdauer) sind eng mit den Aktivitäten des täglichen Lebens verbunden (ATL-Aktivitäten; ADL-Aktivitäten), z. B. Einkaufen, Hausarbeit, Koffer tragen, Enkelkind hochheben. Die Kraft der oberen Extremität nimmt ohne Training mit dem Alter ab.

Durchführung

Mit folgendem Test können Sie Ihre Armkraft testen: Sie sitzen auf einem Stuhl ohne Lehnen. Rechtshänder sitzen näher an der rechten Seite des Stuhls. Linkshänder sitzen näher an der linken Seite des Stuhls. Sie sitzen aufrecht mit geradem Rücken, Ihre Füße sind flach auf den Boden gestellt. Eine Gewichtshantel wird von Ihnen bei der Testdurchführung in der bevorzugten (dominanten) Hand gehalten (Frauenhantel: etwa zwei Kilogramm; Männerhantel: etwa drei bis vier Kilogramm).

Der bevorzugte (dominante) Arm hängt neben dem Sessel senkrecht in Richtung Fußboden herunter. Auf das Signal *Los!* drehen Sie mit der Hantel die Handinnenfläche nach vorne und beugen den Unterarm so weit wie möglich; danach strecken Sie den Unterarm so weit wie möglich. Sie legen den Zeigefinger Ihrer anderen Hand auf die Mitte des Bizeps (Oberarmbeuger) des Trainingsarms. Dadurch wird verhindert, dass sich Ihr Oberarm bewegt. Es ist wichtig, dass sich Ihr Oberarm während der Testdurchführung nicht bewegt. Achten Sie darauf, dass sich Ihr Oberarm während der Testphase auch nicht rückwärts bewegt.

Sie sollen so oft wie möglich innerhalb von 30 Sekunden Armbeugungen durchführen. Ein Bekannter oder eine Bekannte stoppt die Zeit mithilfe einer Uhr (mit Sekundenzeiger).

Punktwertung

Es wird die Anzahl der korrekten Armbeugungen innerhalb von 30 Sekunden gewertet. Haben Sie am Ende der 30 Sekunden den Unterarm um mehr als die Hälfte gebeugt, wird dies als Beugung mitgezählt. Wenn Sie diese Werte erreichen, können sie sich freuen.

Alter	Frauen	Männer
60–64	ca. 16 Armbeugen	ca. 19 Armbeugen
65–69	ca. 15 Armbeugen	ca. 18 Armbeugen
70–74	ca. 15 Armbeugen	ca. 17 Armbeugen
75–79	ca. 14 Armbeugen	ca. 16 Armbeugen
80–84	ca. 13 Armbeugen	ca. 16 Armbeugen
85–89	ca. 12 Armbeugen	ca. 14 Armbeugen
90–94	ca. 11 Armbeugen	ca. 12 Armbeugen

Test der Beinkraft

Kräftige Beine sind für das Wandern wichtig und lassen das Leben genießen! Die Verminderung der Kraft der unteren Extremitäten geht mit folgenden Störungen einher:

- Störungen beim Gang
- Störungen beim Treppensteigen
- Störungen der Fähigkeit, sich von einem Stuhl zu erheben
- Störungen der Balance

Durchführung

Der Test misst
- die Kniestreckkraft
- die Kniebeugekraft

- die Fähigkeit, Treppen zu steigen
- die Gehgeschwindigkeit

Je höher Ihre Beinkraft ist, desto niedriger ist Ihr Risiko zu stürzen und desto höher ist Ihre körperliche Fitness.

Sie sitzen in der Mitte eines Stuhls ohne Lehnen. Die Sitzhöhe beträgt etwa 43 Zentimeter. Die Stuhllehne ist an eine Wand gerückt. Sie sitzen aufrecht mit geradem Rücken, Ihre Füße sind flach auf den Boden gestellt. Die Arme befinden sich eng anliegend vor dem Körper, sie sind im Ellenbogen gebeugt. Die rechte Hand und der rechte Unterarm liegen dem Oberkörper eng an und zeigen in Richtung der linken Schulter.

Die linke Hand und der linke Unterarm liegen dem Oberkörper eng an und zeigen in Richtung der rechten Schulter. Die rechte Hand und der rechte Unterarm liegen über der linken Hand und dem linken Unterarm. Die Arme kreuzen sich in der Nähe der Handgelenke. Auf das Signal *Los!* erheben Sie sich aus dem Stuhl, bis Sie völlig gerade stehen. Danach setzen Sie sich so schnell wie möglich wieder auf den Stuhl.

Innerhalb von 30 Sekunden erheben Sie sich und setzen sich wieder so oft wie möglich hin. Sie stoppen die Zeit mithilfe einer Stoppuhr. Sie führen etwa eine bis drei Aufsteh- und Hinsetzübungen als Vorübung durch. Danach wird der 30-Sekunden-Test durchgeführt.

Punktewertung
Es wird die Anzahl des Aufstehens vom Stuhl innerhalb von 30 Sekunden gewertet. Der Test misst gut den körperlichen Trainingseffekt bei älteren Personen. Erreichen Sie folgende Werte? Dann können Sie sich freuen!

> Je höher die Kraft, desto geringer ist Ihr Sturzrisiko!

Alter	Frauen	Männer
60–64	ca. 15-mal Aufstehen	ca. 16-mal Aufstehen
65–69	ca. 14-mal Aufstehen	ca. 15-mal Aufstehen
70–74	ca. 13-mal Aufstehen	ca. 15-mal Aufstehen
75–79	ca. 13-mal Aufstehen	ca. 14-mal Aufstehen
80–84	ca. 11-mal Aufstehen	ca. 12-mal Aufstehen
85–89	ca. 10-mal Aufstehen	ca. 11-mal Aufstehen
90–94	ca. 8-mal Aufstehen	ca. 10-mal Aufstehen

Beurteilung der sozialen Isolation

Man hat ältere Personen in ähnlichem Gesundheitszustand über zehn Jahre beobachtet. In der Gruppe der isoliert lebenden Menschen waren doppelt so viele Personen verstorben wie in der Gruppe der Personen, die nicht isoliert lebten.

Soziale Isolation heißt:

- Ich kann meine Gefühle mit niemandem teilen. Ich habe keine mir eng vertraute Person.
- Ich habe weniger als einmal wöchentlich engen mitmenschlichen Kontakt.
- Ich habe in den letzten drei Monaten keine auch noch so kleine Zärtlichkeit empfangen. Ich habe niemanden, dem ich etwas bedeute.
- Ich habe in den letzten vier Wochen keine Information erhalten, die für mich wichtig war.

- Ich habe niemanden, den ich bei unvorhergesehenen Belastungen um Hilfe bitten könnte, ohne das Gefühl zu bekommen, jemandem stark zur Last zu fallen.
- Ich hatte in den letzten vier Wochen keine Besuche.
- Ich habe in den letzten vier Wochen keine Unternehmungen mit anderen durchgeführt.
- Es fällt mir schwer, einen Wunsch zu irgendetwas zu verspüren und ihn mir auch noch in einer angemessenen Frist zu erfüllen.

Wenn Sie die nachfolgenden Fragen mit *Ja* beantworten können, besteht keine Gefahr der sozialen Isolation. Die Fragen, die Sie mit *Nein* beantwortet haben, können Sie mit Ihrem zukünftig veränderten Verhalten in *Ja*-Antworten umwandeln.

	Ja	*Nein*	*Es geht so*
Haben Sie zehn Bekannte?			
Haben Sie Bekannte unterschiedlichen Alters?			
Unterhalten Sie sich häufig mit jüngeren und mit älteren Personen?			
Führen Sie viele Telefonanrufe und/oder e-mailen Sie regelmäßig?			
Haben Sie im letzten Jahr eine neue Bekanntschaft gepflegt?			

	Ja	*Nein*	*Es geht so*
Unternehmen Sie gerne mit anderen Bekannten etwas Überraschendes?			
Sind Sie in zwei verschiedenen Vereinen?			
Sind Sie ehrenamtlich tätig?			
Haben Sie im letzten Monat jemanden eingeladen, ohne umgehend auf eine Gegen-einladung zu »spekulieren«?			
Legen Sie Wert auf eine gute Kleidung?			
Legen Sie Wert auf eine gute Frisur?			
Legen Sie Wert auf ein gepflegtes Äußeres?			
Haben Sie eine Freizeit-beschäftigung (Hobby)?			
Kennen Sie Personen, die die gleiche Freizeitbeschäfti-gung haben?			
Bewältigen Sie Ihren Alltag gut und selbstständig?			

	Ja	*Nein*	*Es geht so*
Haben Sie das Gefühl, dass Ihre Lebensfreude abnimmt, wenn Sie jemand aus Ihrer Familie so stark bemuttert, dass Ihnen manchmal kein Raum zum »Atmen« bleibt?			
Haben Sie einen Plan, was Sie am nächsten Sonntag unternehmen werden?			
Haben Sie einen Plan, wem Sie nächste Woche eine Freude, eine Überraschung bereiten wollen?			
Bekommen Sie keine innere Anspannung, wenn Sie Worte hören wie »Einkommen, Arbeit, Beruf, Familie, Ehe, Liebe, Kinder«?			
Können Sie benennen, was für Sie die drei wichtigsten Dinge im Leben sind?			

Beurteilung der geistigen Leistungsfähigkeit

Haben Sie bemerkt, dass folgende Auffälligkeiten in den letzten drei Monaten aufgetaucht sind oder zugenommen haben? Sollte dies der Fall sein, sollten Sie den Test in den nächsten drei Monaten wiederholen. Sollten Sie dann eine weitere Zunahme bemerken, ist ein Arztbesuch empfehlenswert.

Geben Sie jeder Aussage folgende Punktzahlen (modifiziert nach Wade). Je weniger Punkte Sie haben, desto besser ist Ihre geistige Leistungsfähigkeit.

1 = Nie in den letzten drei Monaten
2 = Einmal in den letzten drei Monaten
3 = Etwa einmal im Monat
4 = Etwa einmal pro Woche
5 = Mehr als einmal am Tag

	Punkte
Ich vergesse, wo ich etwas hingelegt habe.	
Ich verliere Dinge in der Umgebung des Hauses.	
Ich erkenne Plätze, an denen ich früher war, nicht wieder.	
Ich finde es schwierig, den Inhalt eines Filmes zu verstehen.	
Wenn sich etwas in meiner täglichen Routine ändert, fällt es mir schwer, mich daran zu gewöhnen.	
Ich muss häufiger noch einmal zurückgehen, um sicher zu sein, dass ich etwas getan habe, z. B. das Licht ausgeschaltet habe.	

	Punkte
Ich weiß nicht mehr genau, ob sich etwas vor einem Tag oder einer Woche ereignet hat.	
Ich vergesse Dinge mitzunehmen. Häufig muss ich deshalb zurückgehen.	
Ich vergesse häufig Dinge, die mir vor einem Tag oder vor ein paar Tagen gesagt wurden.	
Ich beginne etwas zu lesen, ohne zu bemerken, dass ich es schon einmal gelesen habe.	
Ich habe Schwierigkeiten, enge Verwandte oder Freunde wiederzuerkennen.	
Ich finde es schwer, ein neues Spiel zu erlernen.	
Ich kann häufig das richtige Wort nicht finden.	
Ich vergesse häufig, Dinge zu tun, die ich tun wollte.	
Ich vergesse wichtige Sachen, die ich gestern getan habe oder die sich gestern ereigneten.	
Ich vergesse, jemandem eine wichtige Botschaft zu übermitteln.	
Ich verliere beim Lesen einer Geschichte den roten Faden.	
Beim Reden reißt mir der rote Faden.	
Ich habe das Datum meines Geburtstags oder meinen Geburtsort vergessen.	

	Punkte
Ich bringe Dinge, die mir erzählt wurden, durcheinander und kann sie nicht mehr in die richtige Reihenfolge bringen.	
Ich finde es schwer, alte Geschichten und lustige Begebenheiten zu erzählen.	
Manchmal weiß ich nicht mehr, wann oder wie ich Routinearbeiten durchführen soll.	
Bekannte Gesichter, die im Fernsehen oder in Zeitschriften erscheinen, sind mir plötzlich fremd.	
Ich vergesse, wo ich Dinge normalerweise aufbewahre, oder ich schaue an den falschen Orten nach ihnen.	
Ich finde einen vertrauten Weg (z. B. in einem oft besuchten Gebäude) nicht mehr.	
In einem Gebäude, in dem ich nur ein- oder zweimal war, habe ich Schwierigkeiten mich zurechtzufinden.	
Ich wiederhole häufig, was ich gerade gesagt habe, oder ich stelle eine Frage zwei- bis dreimal.	

Definitionen

Entwicklungsaufgaben im Erwachsenenalter

Frühes Erwachsenenalter (18 bis 35 Jahre)
- Wahl eines Partners
- Lernen, mit dem Partner zu leben
- Gründung einer Familie
- Aufziehen von Kindern
- Gestaltung eines Heimes
- Beginn im Beruf
- Gesellschaftliche Verantwortung
- Anschluss an eine passende soziale Gruppe

Mittleres Erwachsenenalter (35 bis 60 Jahre)
- Gesellschaftliche und soziale Verantwortung
- Erreichen eines bestimmten Lebensstandards
- Vorbereitung der eigenen Kinder auf ein verantwortungs-
  bewusstes und zufriedenstellendes Erwachsenenalter
- Vernünftige Freizeitgestaltung
- Pflege der Beziehung zum Partner
- Anpassung an die physiologischen Veränderungen des
  mittleren Alters
- Anpassung an alte Eltern

Hohes Erwachsenenalter (60 und mehr Jahre)
- Anpassung an das Nachlassen der Kräfte und der Gesund-
  heit
- Anpassung an den Ruhestand und an ein vermindertes
  Einkommen
- Anpassung beim Tod des Partners
- Anpassung an die eigene Altersgruppe

- Fortführung sozialer und gesellschaftlicher Verpflichtungen
- Anpassung an die entsprechenden Wohn- und Lebensbedingungen

Hohes Erwachsenenalter laut WHO

Die Weltgesundheitsorganisation WHO unterteilt das hohe Erwachsenenalter weiter in alternde, ältere und alte Menschen:

- 51 bis 60 Jahre: Alternde Menschen
- 61 bis 75 Jahre: Ältere Menschen
- 65 bis 75 Jahre: Junge Alte *Young Olds*
- 76 bis 90 Jahre: Alte Menschen
- 76 bis 85 Jahre: Alte Alte *Old Olds*
- 86 bis 90 Jahre: Hochbetagte *Eldest Olds*
- 91 bis 100 Jahre: Sehr alte Menschen *Master survivors*
- Über 100 Jahre: Langlebige *Expert survivors*

Gesundheitsausgaben

Die Änderung der Alterspyramide hat gravierende Auswirkungen auf das Gesundheitssystem. Die unter 60-Jährigen werden im Jahre 2030 65 Prozent der Versicherten ausmachen und kosten die Krankenkassen etwa 45 Prozent aller Ausgaben. Die über 60-Jährigen machen im Jahre 2030 etwa 35 Prozent der Versicherten aus und kosten die Krankenkassen etwa 55 Prozent ihrer Ausgaben. Im Jahre 2040 werden die über 85-Jährigen etwa 45 Prozent des gesamten Gesundheitsetats beanspruchen.

Vitalität

- Vital ist ein Organismus, dessen *funktionaler Zustand* weder im Biologischen noch im Psychisch-Geistigen, noch im Sozialen kritische Werte unterschreitet.
- *Funktionale Fitness* ist gleichzusetzen mit der Fähigkeit, normale Alltagsaktivitäten sicher und unabhängig ohne außergewöhnliche Ermüdung durchzuführen.
- Vital ist ein Organismus, dessen funktionaler Zustand durch entsprechendes Training erhöht bzw. auf einer bestimmten Funktionshöhe gehalten werden kann.
- Vital ist ein Organismus, dessen funktionaler Zustand durch kompetente Handlungen erhöht bzw. optimiert wird. Die Folge davon ist eine Erhöhung der Lebensqualität.
- Vital ist ein Organismus, dessen funktionaler Zustand folgende Fähigkeiten, d. h. Kompetenzen, ermöglicht:
  - ☐ Positive Einstellung auf das zukünftige Alter.
  - ☐ Entwicklung von Plänen, wie das zukünftige Alter erfolgreich zu gestalten ist.
  - ☐ Freude daran, selbstverantwortlich tätig zu sein.
  - ☐ Freude daran, seine Lebensziele selbst zu bestimmen.
  - ☐ Freude daran, Aufgaben, die man sich oder die das Leben einem stellt, zu lösen.
  - ☐ Freude daran, die eigenen Fähigkeiten einzusetzen, um sinnvolle Leistungen zu erbringen.
- Vitalität, Lebensqualität und Kompetenz sind rückgekoppelte Prozesse, die sich gegenseitig bedingen.
- Diese Vitalitätsförderung entfaltet kompetentes Verhalten, das auf der persönlichen Ebene folgende Fähigkeiten stimuliert:
  - ☐ Verantwortung für das eigene Leben zu übernehmen.
  - ☐ Aufgaben zu haben, die als positive Herausforderung erlebt werden.

- ☐ Das eigene Leben selbst zu gestalten.
- ☐ Ziele und Werte zu verwirklichen.
- ☐ Diese eigenen Fähigkeiten als kompetent zu bewerten.
- ■ Hierzu gehören im Sinne einer Prävention:
  - ☐ Antizipation des persönlichen Alters
  - ☐ Aufrechterhaltung und Realitätsanpassung sozialer Techniken
  - ☐ Lebenslanges Lernen
  - ☐ Verhaltenstechniken zur Bewältigung alltäglicher Aufgaben

Internetadressen

Geistiges und körperliches Training
www.wissiomed.de > Downloads Bildung

Ausdauertraining
www.fitness.com

Gesundheit und Gesundheitsberichterstattung
Statistisches Bundesamt: www.gbe-bund.de
Robert-Koch-Institut: www.rki.de

Geronotolgie
Deutsches Zentrum für Altersfragen: www.dza.de

Engagement
Senior Expert Service: www.ses-bonn.de
www.ehrenamt.de
www.gemeinsinn.de

Lebenstipps
www.seniorenfreundlich.de

Hörtest
www.hoertest-per-telefon.de (99 Cent pro Anruf)

Patientenautonomie und Patientenverfügung
Evangelische Kirche in Deutschland:
www.ekd.de/patientenvorsorge
Zentrum für Medizinische Ethik: www.zme-bochum.de
www.ethikzentrum.de

Schlafmedizin
www.dgsm.de

Transparente Medizin
Initiative unbestechlicher Ärztinnen und Ärzte *Mein Essen zahl ich selbst*: www.mezis.de

Wir möchten Ihnen werbefreie Internetportale zu verschiedenen Themen aufzeigen. Sollten Sie dennoch Werbung oder Interessenkonflikte finden, teilen Sie dies bitte dem Autor und der Autorin mit.

Literaturhinweise

Literaturhinweise zu Passagen im Buch erfragen Sie bei Bedarf bitte direkt beim Autor. Seine Anschrift finden Sie auf der folgenden Seite.

Autor und Autorin

Prof. Dr. med. Bernd Fischer

Hirnforscher, Autor und Koautor von mehr als 60 Büchern. Chefarzt a. D. der ersten deutschen Memoryklinik. Präsident des Verbandes der Gehirntrainer Deutschlands und der Memory-Liga. Begründer der wissenschaftlichen Methode des *Integrativen/Interaktiven Hirnleistungstrainings* und des Brainjoggings sowie Mitbegründer des Gehirnjoggings, von der Presse *Gehirnjogging-Papst* genannt.

Dr. med. Christiane Fischer, MPH

Geschäftsführerin der *BUKO Pharma-Kampagne;* Schwerpunkt der Arbeit: Rationaler Umgang mit Medikamenten, Evidence Based Medicine, Zugang zu unentbehrlichen Medikamenten für Menschen aus Afrika, Lateinamerika und Asien. Internationaler Abschluss für Öffentliche Gesundheit (Master of Public Health) an der London School of Hygiene and Tropical Medicine. Mitbegründerin der Initiative unbestechlicher Ärztinnen und Ärzte *Mein Essen zahl ich selbst MEZIS e.V.* Mitglied des Deutschen Ethikrates seit 2012. Studiendurchführung: Evaluierung des Integrativen Hirnleistungstrainings (IHT®) der Heiliggeistspitalstiftung Freiburg i. Br.

MitarbeiterInnen

Dr. med. Uta Fischer
Fachärztin für Neurologie und Psychiatrie, 20 Jahre Tätigkeit in der ersten deutschen Memoryklinik. Seit 1972 an der Entwicklung des Hirnleistungstrainings beteiligt.

Hannjette Mosmann
Gesundheitspädagogin, Fachfortbildungsleiterin des *Verbandes der Gehirntrainer Deutschlands*, Ausbildungsleiterin der FachassistentInnen für Hirnleistungstraining.

Kai-Uwe Dosch
Germanist und Politologe, teils freiberuflicher und teils an-
gestellter Redakteur v. a. für Verbands- und Fachzeitschriften
(u. a. MEZIS-Nachrichten).